Die intravenöse Anwendung der Lokalanästhetika in der inneren Medizin

Von

Dr. Guido Karl Krau[illegible]

Primarius, Facharzt für innere Krankheiten in Wien

Mit 12 Textabbildungen

Springer-Verlag Wien GmbH

1951

ISBN 978-3-662-24085-4 ISBN 978-3-662-26197-2 (eBook)
DOI 10.1007/978-3-662-26197-2

Ursprünglich erschienen bei Springer-Verlag Wien 1951.

Vorwort.

Die Absicht zur Niederschrift dieser Arbeit sowie meine experimentellen Untersuchungen über die Wirkung der Lokalanästhetika bei intravenöser Anwendung gehen noch auf das Jahr 1944 zurück. Infolge der Umstände bei Beendigung des Krieges konnten die Arbeiten erst wieder im Jahre 1946 aufgenommen werden. Inzwischen erschien in Deutschland im Jahre 1947 die Monographie von Althoff und in Frankreich die Zusammenfassung von Hazard. Da in diesen beiden Abhandlungen so ziemlich alles bisher Bekannte angeführt wird, so beschränkte ich mich auf das unbedingt Wichtige zum allgemeinen Verständnis bzw. ich führe nur die neueren Ergebnisse der Forschung an unter Bezugnahme auf die beiden ausgezeichneten Darstellungen.

Soweit meine eigenen experimentellen Ergebnisse und klinischen Beobachtungen von denen anderer Autoren abwichen, wurde auch dies berücksichtigt. Um das allgemeine Verständnis der Resultate durch spezielle Literaturangaben nicht allzusehr zu behindern, habe ich von einer eingehenden Anführung der einzelnen Autoren Abstand genommen. Die Namen der Autoren jener Arbeiten, die Berücksichtigung fanden, sind im Literaturverzeichnis angeführt.

Die vorliegende Schrift entstammt praktischen Ergebnissen sowohl an stationärem als auch in überwiegendem Anteil an ambulatorischem Krankenmaterial und ist für die Bedürfnisse des Praktikers zugeschnitten. Nur dort, wo Wiederholungen zum Verständnis unvermeidlich waren, wurde von diesen Gebrauch gemacht.

Ich habe mir bei der Abfassung dieser Arbeit drei Aufgaben gestellt:

1. wollte ich eine Lücke schließen in der sonst ausgezeichneten Schrift von Althoff, da dieser der intravasalen Anwendung der Lokalanästhetika kaum mehr als zwei Seiten gewidmet hat, obwohl

gerade diese Applikationsart immer mehr an Bedeutung zu gewinnen scheint,

2. sollte gezeigt werden, daß die intravenöse Novocaintherapie, die geradezu zum Rüstzeug des praktischen Therapeuten gehört, ebenso gefahrlos wie erfolgreich in der Hand des Erfahrenen ist. Voraussetzung ist und wird bleiben: individuelle Auswahl des Krankenmaterials und individuelle Behandlung. Nicht in allen oft anscheinend gleichgelagerten Fällen wird auch ein Erfolg erwartet werden können; und

3. sollte eine Übersicht über die Indikationen sowie die Gesichtspunkte gegeben werden, die zur klinischen Anwendung der intravenösen Therapie mit Lokalanästhetika führen. Soweit dies bis jetzt möglich ist, wurde auch auf die experimentellen Grundlagen eingegangen sowie der Zusammenhang mit dem Bau und der Pathophysiologie des gesamten vegetativen Systems zur Darstellung gebracht.

Für wertvolle Ratschläge bei der Abfassung wie auch für die Unterstützung bei der Beschaffung der ziemlich umfangreichen Literatur bin ich vor allem Frau Prof. Dr. C. Coronini sehr zu Dank verpflichtet.

Dem Springer-Verlag, besonders Herrn Lange, gebührt mein aufrichtiger Dank für die gefällige Ausstattung und Mühewaltung.

Wien, im März 1951.

Der Verfasser

Inhaltsverzeichnis.

I. Einleitung.

Die intravenöse Anwendung der Lokalanästhetika wurde erstmalig im Jahre 1928 von Huneke in Deutschland angegeben. Trotz der zweifellos ermutigenden Ergebnisse konnte diese Therapie jedoch durch lange Zeit nicht den ihr gebührenden Platz erringen. Erst während des zweiten Weltkrieges wurde von französischen und amerikanischen Autoren, erst später in Deutschland, über weitere Erfolge bei verschiedenen Erkrankungen berichtet. Seit einigen Jahren mehren sich einerseits in zunehmendem Maße die Arbeiten über günstige Erfahrungen mit dieser Therapie, während anderseits aber auch Stimmen laut werden, die diese Behandlungsmethode durchaus ablehnen.

Der Grund für die so verschiedenen Meinungen über dieses Verfahren dürfte sowohl in der Eigenschaft des Novocains und seiner Abkömmlinge als vegetativ wirkendes Pharmakon auf der einen Seite als auch in der Struktur und in den Reaktionspotenzen des vegetativen Systems auf der anderen Seite zu suchen sein. Ebenso sind die Ansichten über die Wirkung des Novocains sehr verschieden, zum Teil sogar entgegengesetzt. Stellen die einen Autoren den zentralnervösen Angriffspunkt in den Vordergrund, so wird von anderen Bearbeitern dieser gerade in die Peripherie verlegt. Von allen Autoren aber gemeinsam wird die überragende Wirkung auf das vegetative System hervorgehoben.

Bereits Schleich und später Spiess, die als Vorkämpfer der Novocaintherapie innerer Krankheiten anzusehen sind, haben auf die Wirksamkeit auf das vegetative System hingewiesen, doch erst Mandl, Lériche, Falta und Fenz, besonders der letztgenannte, haben auf Beziehungen zwischen Schmerz und Gefäßwandveränderungen durch Sympathikusreiz gerade bei Nervenerkrankungen aufmerksam gemacht, wobei dem Sympathikuseffekt eine große Rolle in der Pathogenese zukommen soll.

Einen weiteren Beitrag zum Verständnis der Wirksamkeit

intravenös applizierter Lokalanästhetika aber wurde durch die Krankheitslehre G. Rickers, die Segmentpathologie von Kalbfleisch, sowie die Arbeit von Hansen und v. Staa über „reflektorische und algetische Krankheitszeichen" geliefert. Besonders die Krankheitslehre von Speransky stellt das Nervensystem in den Mittelpunkt der gesamten Pathologie. Die Speranskyschen Ergebnisse wurden bereits im deutschen Schrifttum von Harrer u. a. in Einzelheiten bestätigt. Auch die grundlegenden Forschungen Bückows und seiner Mitarbeiter über die Beziehungen der Hirnrinde zu den inneren Organen bringen einiges Licht in die Wirksamkeit vegetativ wirkender Pharmaka.

Die theoretischen Grundlagen der vegetativen Therapie mit den Lokalanästhetizis sind untrennbar verbunden mit diesen neuen Krankheitslehren, da die alte Virchowsche Zellularpathologie keinen Hinweis für die merkwürdigen Fernwirkungen und die widersprechenden Ergebnisse bietet, über die die einzelnen Autoren berichten.

Virchow sah in der Zelle als kleinste Lebenseinheit den Sitz des Lebens, aber auch der Krankheit. Er faßte die Zelle als selbständiges Lebewesen auf, das einen eigenen Stoffwechsel besitzt und aus sich heraus der Vermehrung fähig ist. Es wohnt ihr also eine eigene Lebenskraft inne. Die Frage nach dem Zusammenhalt der Zellen im gesamten Bauplan des menschlichen Körpers erklärte Virchow mit seiner bekannten anthropozentrischen Theorie des zielstrebigen Zellenstaates. Wird nun eine einzelne oder ein Komplex von Zellen krank, so erfüllen diese nicht mehr ihre ihnen zuständigen Funktionen, sie fügen dem Organismus Schaden zu und bewirken einen Zustand der Erkrankung, der je nach dem Umfang des Schadens und der Bedeutung des einzelnen Organs zum Tod des Individuums führen kann.

Lang vor Virchow gelang es Morgagni, dem Überwinder der spekulativen Medizin des Mittelalters, eine Organpathologie in gewissem Sinne aufzustellen. Ähnliches gilt von den Arbeiten Bichats, der allerdings viel später den Sitz der Erkrankungen in einzelnen Organen gesucht hatte. Derart können diese Forscher als Vorläufer Virchows angesehen werden. In konsequenter Verfolgung der Virchowschen Lehre kam es dann noch zur Aufstellung einer Chromosomen-, Molekular- und — in letzter Zeit — zu einer Quantenpathologie unter dem Einfluß der Lehren von Pasqual Jordan u. a.

Alle diese Lehren, die eine bewußte Abkehr von der Humoralpathologie eines Rokitansky oder der „neuristischen" Krankheitsauffassung eines Charcot bedeuten, konnten aber viele der Lücken, die die Virchowsche Lehre offen ließ, nicht erklären. So kam es, daß sich immer wieder Gegner erhoben und unter Hinweis auf die humoralen Wirkstoffe der Zellen, des Blutes, der Lymphe und Gewebssäfte die Selbständigkeit der Zellen zugunsten eines vom gesamten Nervensystems gesteuerten Bauplanes einzuschränken versuchten.

Schon Roessle betont, daß gerade in der Unselbständigkeit der Zellen sowie im Zusammenwirken von Zellen des Nervensystems, des Blutes, der Gewebe und der inneren Drüsen das Wesentliche zu suchen sei. In Fortsetzung dieser Thesen baute v. Bergmann seine synthetische Betrachtung von der „funktionellen Pathologie" auf, indem er genau wie G. Ricker die große Bedeutung bei Infektionskrankheiten mehr auf die Reizbeantwortung des gesamten Organismus als auf die bakteriell-toxische Zellschädigung in engerem Sinne zurückführte. Ohne auf die verschiedenen weiteren Erklärungsversuche des pathischen Geschehens — es sind dies die „dynamische Korrelationspathologie funktioneller Systeme" H. Siegmunds, die „Zusammenhangspathologie" v. Neergards u. a. m. — eingehen zu wollen, müssen aber gerade die Rickersche Relationspathologie sowie die Lehren Speranskys und Bückows in kurzen Zügen geschildert werden.

Ricker, der seine Lehre selbst „Relationspathologie" genannt hatte, stellt die allgemeine Forderung, daß die Pathologie „von den Fesseln der Naturphilosophie wie der Unterordnung unter die Medizin gelöst und zu einer selbständigen Naturwissenschaft wird" (zit. nach Kalbfleisch). Die Grundlagen für seine Lehre wurden nicht im stillen Gelehrtenkämmerlein erdacht, sondern sind das Ergebnis zahlreicher mikroskopischer Beobachtungen am Pankreasmesenterium des lebenden Kaninchens sowie an anderen Organen des lebenden Tieres. Das Kernstück der Rikkerschen Lehre ist das Stufengesetz der Weite der Strombahn und der Blutströmungsgeschwindigkeit. Es betrifft das örtliche Kreislaufverhalten im terminalen Strombahnabschnitt, also in Kapillaren, Arteriolen, kleinen Venen und in den vorgeschalteten

Arterien. Die Kreislaufstörungen, die im Stufengesetz in vier Grade mit Unterformen in jedem Stärkegrad unterschieden werden, ziehen weitere Folgen im Gewebe nach sich.

Die fluxionale Hyperämie besteht in Erweiterung der Strombahn mit Beschleunigung der Blutströmung durch Dilatatorenreizung bei erhaltener Erregbarkeit der Konstriktoren. Wenngleich auch in diesem Stadium ein Austritt von Gewebsflüssigkeit nicht morphologisch sichtbar ist, so ist dieser sehr wahrscheinlich.

Die Ischämie, deren Vorstufe die fluxionale Hyperämie sein oder die aber auch von vornherein bei stärkeren Reizen entstehen kann, besteht in Verengung der Kapillaren, die bei stärksten Graden durch Verschluß zur Anämie führt. Wie bei der fluxionalen Hyperämie ist auch hier der Austritt von Gewebsflüssigkeit morphologisch nicht erkennbar. Die Strömung in den meist nicht verengten Venen ist verlangsamt, ja, sie kann ganz zum Stillstand kommen.

In den beiden nächsten Stufen, die bei stärkerer Reizung zustande kommen, findet eine Dissoziation des Verhaltens der einzelnen Strombahnabschnitte statt. Im peristatischen Zustand werden die terminalen Strombahnabschnitte erweitert, die Blutströmung wird nach einer ganz kurzen Phase der Beschleunigung verlangsamt. Diese Verlangsamung der Durchströmung beruht auf einer Erweiterung der vorgeschalteten Arterienstrecke. Der Verschluß dieses vorgeschalteten Arteriensegmentes bedingt die Stase im erweiterten Strombahngebiet. Während die Erregbarkeit der Vasokonstriktoren der erweiterten Abschnitte früher erlischt, bleibt die Erregbarkeit der Vasodilatatoren längere Zeit erhalten, diese verschwindet erst bei Dauerstase. Mit den stärkeren Graden der Kreislaufveränderungen sind auch morphologisch sichtbare Exsudationsvorgänge verbunden. Ist die Stase keine Dauerstase, so können sich poststatische Kreislaufstörungen oft über Wochen und Monate hinziehen, wobei dann oft pathologisch veränderte Erregbarkeit entstehen kann. Auf den chronisch peristatischen Dauerzustand, der für zahlreiche Erkrankungen von großer Bedeutung ist, möge nur kurz hingewiesen werden. Hier kann sehr oft die oben schon erwähnte Veränderung der Reizbarkeit der Strombahnnerven zurückbleiben, wie dies zum Beispiel bei der Allergie anzunehmen ist, aber auch Summation von Reizen muß bei Entstehung der pathischen Vorgänge berücksichtigt werden.

Diese von Ricker gefundenen grundlegenden Erkenntnisse fanden ihre Stütze in dem von Ph. Stöhr jun., Sunder-Plassmann, Reiser, Feyrter, Hagen u. a. morphologisch nachgewiesenen Terminalretikulum. Kalbfleisch sagt sehr richtig, daß mit dieser Erkenntnis „auch der anatomische Einwand gegen Ricker hinfällig" geworden ist. Es muß also angenommen werden, daß das gesamte Körpergewebe von retikuliertem Nervengewebe durchsetzt ist, das bis an die einzelnen Körperzellen reicht und mit diesen in innigem Kontakt steht.

An dieser Stelle möchte ich noch kurz auf Speranskys Krankheitslehre eingehen. Der große russische Physiologe, der an die Ergebnisse von Spiess und Ricker anknüpft, hat durch seine zahllosen Experimentalergebnisse eine Grundlage der allgemeinen Theorie der Medizin aufgestellt. Er sieht in der zentralen

Stellung des Nervensystems das Wesentlichste des gesamten Krankheitsgeschehens. Schon Ricker, Fenz, Sunder-Plassmann, Ratschow u. a. haben sogenannte „larvierte Durchblutungsschäden" beim Rheumageschehen verantwortlich gemacht und so den „neuralen Faktor" hervorgehoben. Speransky, für den das Krankheitsgeschehen als neurodystrophische Prozesse bestehen, nimmt als Ursache dieser eine Fehlleistung des Nervensystems an, sobald der pathogene Reiz dieses erreicht hat. Jede Krankheit ist daher nach ihm eine Allgemeinerkrankung, aber unter Führung des Zentralnervensystems (das vegetative Nervensystem erkennt Speransky nicht als gesondert an). Eine große Rolle spielt bei seiner Auffassung auch der Faktor „Zeit". Wenngleich auch viele Schlüsse in Rickers und Speranskys Krankheitslehren durchaus verschieden sind, so kommen doch beide Forscher zur Erkenntnis, daß „ohne primäre Berücksichtigung des Nervensystems keine moderne Pathologie bestehen kann" (Kalbfleisch). Während sich aber Speransky mit der Feststellung, daß durch Eingriffe am Nervensystem gewisse Vorgänge am Erfolgsorgan zustande kommen, zufriedengibt, geht Ricker weiter, indem er die Veränderungen bis ins Erfolgsorgan verfolgt.

Im Gegensatz zu Ricker vertritt Speransky die These, daß der neurale Einfluß nicht nur durch Vermittlung des Gefäß-Nervensystems auf die Zellen wirkt, sondern daß diese auch unmittelbar trophischen Reizen unterliegen.

Während aber die Theorien der beiden genannten Forscher im wesentlichen mit einer Blickrichtung auf das dienzephale Steuerungszentrum ihr Ende fanden, gingen Bückow und seine Mitarbeiter einen Schritt weiter, indem er anschließend an die Forschungen seines Lehrers Pawlow mit Hilfe der Methode der bedingten Reflexe eine „Physiologie der höheren analysatorischen Funktionen der Großhirnrinde entwickelte" (zit. nach Meusert).

Er konnte damit nachweisen, daß bei „höheren Tieren der bedingtreflektorische Impuls über die Hirnrinde abläuft und von hier aus entscheidend beeinflußt wird" und daß es keine starre Reflexautomatie untergeordneter Zentren gibt, sondern daß sich stets bedingt-reflektorische Einflüsse gewisser Rindenfelder korrigierend einmischen, wobei sich aber die „höhere Nerventätigkeit" nur zum kleinsten Teil in der Bewußtseinssphäre abspiegelt. Der Impuls vom Zentrum aus erfolgt sowohl über die Nervenbahnen (Kortex — Dienzephalon — periphere Nerven) als auch über das Hypophysensystem auf neurohumoralem Weg. Erst nach Ausfall beider Bahnen verliert der Organismus die Fähigkeit bedingter Reflexbildung und zentraler Steuerung.

Durch die Thesen der Bückowschen Schule werden zweifellos die Gegensätze zwischen den Auffassungen von Ricker und Speransky nicht nur gemildert, sondern zum Teil sogar aufgehoben. Man muß eben das Krankheitsgeschehen in seiner Ganzheit, nicht in seinen Teilerscheinungen als Ereignis betrachten, das sowohl den Kortex als auch Zwischenhirn-Hypophysensystem und Organsystem beinhaltet.

Nur aus diesen Erkenntnissen heraus ist es möglich, eine einigermaßen befriedigende Erklärung für die „Heilanästhesie“ und die von ihr beeinflußte intravenöse Applikation der Lokalanästhetika zu versuchen. Durch die Durchbrechung des „kurzgeschlossenen“ Axonreflexes ist es möglich, den normalen Ablauf der Nervenleitung wieder herzustellen, wobei die „desensibilisierende“ Therapie an jedem Glied der Kette einsetzen kann, da „jeder Eingriff im vegetativen Nervensystem sich prinzipiell auf das Ganze auswirkt und an jeder beliebigen Stelle zu jedweder Reaktion führen kann“ (Nonnenbruch). Die durch periphere Reizungen in Erregung versetzten Gebiete des Dienzephalons werden durch die intravenöse Novocaininjektion wieder in den Zustand der normalen Reizerregbarkeit versetzt. Dabei kommt aber die von zahlreichen Autoren angenommene zentrale Wirkungskomponente am Dienzephalon direkt weniger in Frage als eine übertragene Hemmung oder Enthemmung gewisser Reflexvorgänge durch primäres Angreifen an der Peripherie, sowohl in den Körperzellen als auch im Kortex. Änderungen der Dehydrasen bzw. vermehrte oder verminderte Produktion der Überträgerstoffe spielen zweifellos eine Rolle. Wieweit hier auch die veränderte elektrische Struktur des vegetativen Systems, das als formtragendes Prinzip bei der Ausbildung einer Krankheit im wesentlichen beteiligt ist, in Betracht zu ziehen ist, kann derzeit noch nicht abgeschätzt werden[1].

Die restlose Klärung des Wirkungsmechanismus der Lokal-

[1] Die Notwendigkeit der Schaffung einer vor allem dynamischen Gesamtheitsmedizin beweisen u. a. auch die Bestrebungen Nonnenbruchs auf seiner Höxter Weserberglandklinik sowie die überaus erfolgreiche, von A. Sturm inaugurierte Tagung im September 1950 in Burg a. d. Wupper, die den neurovegetativen Problemen gewidmet war. Hieher gehören auch die ständigen Hinweise von Corouini, daß auch pathologisch-anatomisch nur die makro- und mikroskopische Untersuchung des Gesamtorganismus gehandhabt und gefordert werden muß.

anästhetika steht zweifellos noch aus. Das ist jedoch kein Grund, sich der intravenösen Novocain-Therapie (i. v. N. Th.) nicht zu bedienen, da letzten Endes keiner der bekannten wirksamen Therapien eine absolut befriedigende und restlose Erklärung zugrunde liegt. Die Ansicht H u n e k e s, die natürlich ebensowenig wie alle anderen Erklärungsversuche den Wirkungsmechanismus am Lebendigen erfassen kann, möge kurz mitgeteilt werden. Gerade dieser Forscher hat sich große Verdienste um die Heilanwendung der Lokalanästhetika erworben. Er sagt: „Das vegetative System ist der Träger der Grundstruktur der lebendigen Ganzheit", diese „ist über die Erkennungsmethoden der Teilgebietsforschung niemals darstellbar, weil das Ganze wesensmäßig mehr als die Summe der Teile ist". Aufgabe des Arztes aber ist es, die Ergebnisse der wissenschaftlichen Erkenntnisse mit dem künstlerischen Erkennen „miteinander in Übereinstimmung zu bringen". Da das vegetative System Träger eines energetischen Gefüges ist und Gesundheit und Krankheit des Organismus in direkter Beziehung zur Struktur des formtragenden Gerüstes stehen, kann ein „Quantensprung im formtragenden Gefüge ein geändertes Erscheinungsbild des betroffenen Lebewesens zur Folge haben". Die durch diesen Quantensprung ausgelöste geänderte Struktur im vegetativen System kann durch den neuerlichen Stoß ins Gefüge zur Heilung führen dadurch, daß die abwegige Strukturänderung wieder rückgängig gemacht wird.

Wie dem auch sei, f e s t s t e h e n d e T a t s a c h e i s t d i e W i r k s a m k e i t d e r i n t r a v e n ö s e n A n w e n d u n g d e r L o k a l a n ä s t h e t i k a, die den Arzt zu ihrer Anwendung nicht nur berechtigt, sondern sogar verpflichtet. Aufgabe des Arztes ist die Heilung oder zumindest die Linderung von Beschwerden. Die Heilkunst ist die übergeordnete Potenz, die Wissenschaft ist nur eine der vielen Hilfsdisziplinen, deren sich die Heilkunst zu bedienen hat, damit aus dem ärztlichen Wissenschaftler der Heilkünstler wird. Zum medizinischen Wissen gehört unbedingt auch die künstlerische Intuition, genau wie vollkommene Beherrschung der Technik und der Harmonielehre nur die Voraussetzung für den großen Musiker ist, nicht aber sein Wesen.

II. Anatomische und physiologische Vorbemerkungen über das vegetative System.

Das autonome oder vegetative Nervensystem (VNS) wird in einen thorakolumbalen Anteil, den Parasympathikus, und einen kraniosakralen oder den Sympathikus unterteilt (Abb. 1), obwohl eine strenge Trennung beider Systeme weder feingeweblich noch physiologisch-pharmakologisch aufrechtzuhalten ist. Dieses System versorgt in erster Linie Teile der Sinnesorgane und den Herzmuskel, die glatte Eingeweidemuskulatur, die Gefäße und die Drüsen. Man hat dieses System daher auch als viszerales benannt. Von manchen Autoren wurde das gesamte sympathisch-parasympathische Geflecht, welches den Eingeweiden zugeeignet ist, als intramurales System abgegrenzt. Nach Kraus und Zondek wird als vegetatives System (VS) die Gesamtheit des VNS im engeren Sinne, die Hormondrüsen und Elektrolyte verstanden.

1. Sympathische Anteile des vegetativen Nervensystems (VNS).

Die sympathischen Anteile des vegetativen Systems verlaufen im Truncus sympathicus, dem Grenzstrang zu beiden Seiten der Wirbelsäule von der Schädelbasis bis in die Gegend des Steißbeins. Dieser besteht aus einer wechselnden Anzahl von mehr oder weniger umschriebenen Ganglien, den Ganglia intervertebralia oder lateralia, die miteinander durch nervenzellfreie bzw. -arme Fasciculi internodales oder interganglionares in Verbindung stehen.

Als Ursprungsgebiet der Zellen des Grenzstranges und seiner Äste wird die graue Substanz um den Zentralkanal des Rückenmarkes (Zona intermedia) aufgefaßt sowie Partien im Seitenhorn und in der Peripherie der grauen Substanz zwischen Seiten- und Hinterhorn, dem sogenannten Nucleus intermediolateralis. Ob in dem medial davon gelegenen Nucleus intermediomedialis ebenfalls efferente Fasern entspringen, ist noch nicht mit Sicherheit bekannt. Möglicherweise gehen von diesem nur Schaltneurone zum lateralen Kern ab.

Die efferenten spinosympathischen Fasern verlassen gemeinsam mit den spinalen Nerven die Vorderhörner und treten als Rami communicantes albi in die zugehörigen Grenzstrangganglien ein. Diese stehen mit den Spinalnerven durch die als sympathikovaskuläre Fasern bezeichneten Rami communicantes grisei in Verbin-

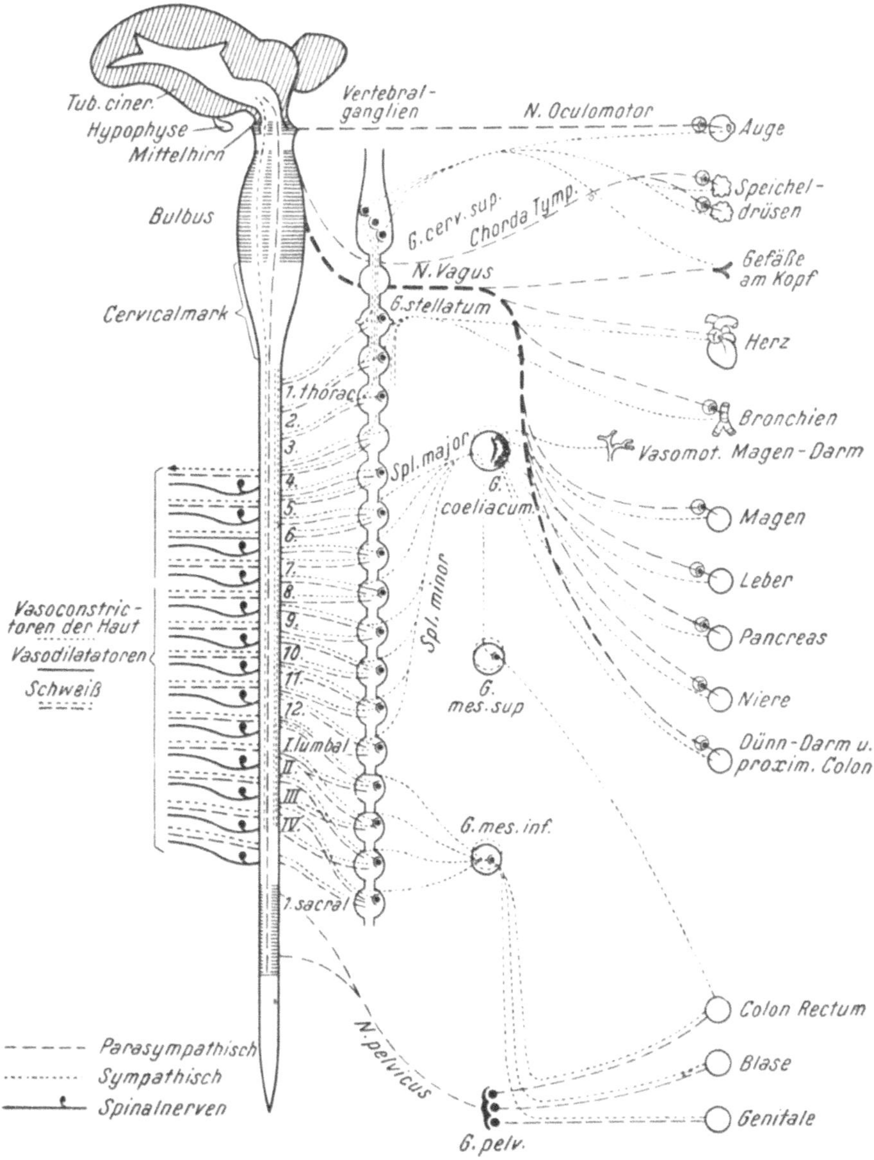

Abb. 1. Schematische Darstellung des autonomen Nervensystems nach W. R. Hess. (Aus W. R. Hess, Die funktionelle Organisation des VNS.)

dung. Die Rami communicantes albi sind markhaltige Nervenfasern und werden als Fibrae praeganglionares bezeichnet, hingegen sind die Rami communicantes grisei durchwegs marklose oder sehr markarme postganglionäre Fasern. Die in den Grenzstrangganglien entspringenden Neurone sind markarm und bilden mit Einschluß des intramuralen Systems die Ganglia plexuum sympathicorum. In den peripheren sympathischen Geflechten (Plexus solaris etc.) verlaufen postganglionäre und präganglionäre Fasern gemischt, wobei kaudalwärts die Zahl der zweitgenannten Fasern im allgemeinen abnimmt. Die Automatie der vegetativ innervierten Organe beruht auf der Anwesenheit zahlreicher Ganglienzellen.

Die afferenten Fasern beginnen in den peripheren Organen und Gefäßen und umspinnen die einzelnen Zellen genau so wie die efferenten Fasern. Über den Verlauf der afferenten sympathischen Bahnen ist aber noch nichts Genaueres bekannt.

Topographisch wird am Grenzstrang ein Hals-, Brust-, Bauch- und Beckenteil unterschieden.

Das obere Halsganglion, das Ganglion cervicale craniale, liegt meist in der Höhe der Querfortsätze des zweiten bis vierten Halswirbels, hinter der Art. carotis interna. Das mittlere Halsganglion in der Höhe des sechsten Halswirbels, hinter oder vor der Art. thyreoidea inferior; dieses kann fehlen oder ist in mehrere kleine Ganglien aufgespalten. Das Ganglion cervicale caudale, das unterste Halsganglion, ist meist mit dem oberen Brustganglion zu einem größeren, sternförmigen Gebilde, dem Ganglion stellare, verschmolzen. Es liegt in der Höhe des Köpfchens der ersten Rippe, hinter der Art. subclavia und der Art. vertebralis. Manchmal ist auch noch das zweite Brustganglion in das Ganglion stellare einbezogen. Untersuchungen von Lehmann, Mandl, Busch u. a. haben ergeben, daß die Lage und Ausbildung der Grenzstrangganglien überhaupt einer sehr großen Variabilität unterliegen.

Der Brustteil des Grenzstranges besteht aus zehn bis zwölf Ganglien, die neben oder etwas seitlich vor der Wirbelsäule, bedeckt von der Pleura parietalis, liegen; die vier bis fünf Ganglia lumbalia bilden nach Durchtritt des Truncus sympathicus durch das Zwerchfell zwischen Crus laterale und intermedium den Bauchteil des Sympathikus. Dieser liegt retroperitoneal, lateral an der Vorderfläche der Wirbelkörper, an der medialen Seite des M. psoas maior, und rechts dorsal von der V. cava, links hinter der Aorta abdominalis, und überkreuzt ventral die Art. und V. lumbalis. Beide Trunci sympathici stehen durch quere Anastomosen, die unregelmäßig verlaufen, miteinander in Verbindung. Die

Ganglia sacralia liegen vor den Foramina sacralia pelvina und vereinigen sich an der Beckenfläche des ersten Steißwirbels zur Ansa sacralis.

Von diesen Grenzstrangganglien ziehen die Äste zu den perivaskulären Plexus, zum Ganglion cardiacum an der Konkavidät des Aortenbogens und zu den primären bzw. sekundären Geflechten der Brust- und Baucheingeweide. Überdies bestehen Verbindungen zu den parasympathischen Geflechten sowie zu den Spinalnerven.

2. Parasympathische Anteile des vegetativen Nervensystems (VNS).

Der Parasympathikus besteht aus einem Gehirnanteil der Pars encephalica und dem Sakralanteil, der Pars sacralis. Der neuronale Aufbau ist im allgemeinen im parasympathischen System der gleiche wie im Sympathikus.

Das Ursprungsgebiet der präganglionären Fasern der Pars encephalica befindet sich in den kleinzelligen Kernen des Hirnstammes. Diese treten mit den spinalen Neuronen der Nervi occulomotorii, intermediofaciales, glossopharyngei und besonders der Nervi vagi aus dem Gehirn aus. Die präganglionären Fasern des sakralen Teils entspringen im Sakralmark und verlassen mit den Rami ventrales des zweiten bis vierten Sakralnerven das Rückenmark.

Erwähnung soll noch finden, daß möglicherweise im vorderen Teil des Gyrus cinguli ein Zentrum für autonome Impulse besteht, von dem aus vasomotorische und sekretorische Reize zu den autonom innervierten Organen ausgehen, jedoch ist die derzeitige Kenntnis über diese Bahnen, auf die noch zurückzukommen sein wird, nur sehr gering. Der Mechanismus der Entstehung und Fortleitung nervaler Impulse vom Zentrum zur Peripherie sowie die Frage autonomer Zentren überhaupt ist zur Zeit nicht gelöst. Nach Veil und Sturm, W. R. Hess u. a. besteht im Dienzephalon eine maßgebliche Umschaltstelle für alle autonomen, physiologischen und pathologischen Prozesse. Speransky hingegen lehnt jede Zentrenlokalisation ab und faßt das gesamte Nervensystem als ein zusammenhängendes Ganzes auf, das von jeder Stelle aus erregbar ist. Bückow und seine Mitarbeiter, die sich mit den Beziehungen zwischen Zentrum und Peripherie bzw. peripheren Organen und Hirnrinde befaßten, kommen auf Grund ihrer experimentellen Forschungen zum Ergebnis, daß „keine Reaktion des Körpers ohne entscheidende Mitwirkung der Hirnrinde abläuft“ (zit. nach Meusert). Nach den mittels der Methode der bedingten Reflexe von Bückow und seinen Mitarbeitern gefundenen Ergebnissen stehen sämtliche subkortikalen Reaktionsabläufe unter der Kontrolle einer diffusen kortikalen Einflußsphäre. Hier verläuft gewissermaßen der höchste Reflexbogen, der die Tätigkeit innerer Organe mit den wechselnden Umweltbedingungen koordiniert. Dem Dienzephalon kommt nach diesen Vorstellungen nur die Rolle einer subkortikalen, nicht autonomen Umschaltstelle zu, die höheren, modulierenden kortikalen Impulsen untergeordnet ist. Umschriebene Störungen des Dienzephalons dürfen daher nur unter Ausrichtung auf Tätigkeit der Hirnrinde beurteilt werden. Diese Tatsache erklärt auch auf diese Weise die Unberechenbarkeit und Inkonstanz dienzephaler Symptomatik. Selbstverständlich können auch dienzephale Störungen umgekehrt Rückwirkungen auf Tonus und Tätigkeit des Kortex ausüben. Keinesfalls sichergestellt ist es jedoch, ob in den einzelnen Fällen Hemmung oder Enthemmung von Impulsen in Frage kommen. Auch hier ist das Entscheidende in der Pathophysiologie wie in der Klinik immer in einer dysregulatorischen Tätigkeit und weniger in Ausfallserscheinungen zu suchen.

Phylogenetisch ist der Sympathikus jüngeren Datums, da erst bei den Selachiern neben den parasympathischen Zellelementen Zellformen auftreten, die als sympathische angesprochen werden können.

3. Theorien über den Aufbau des vegetativen Systems.

Die Erkenntnis, daß die Nervenfaser aus der Ganglionzelle entspringt (Hannover, Helmholtz) sowie die gute Darstellbarkeit der Nervenfortsätze mit den Silberimprägnierungsmethoden nach Golgi, Bielschowsky u. a. führten unter dem Einfluß der Schwannschen Zellenlehre zur Aufstellung der Neuronentheorie. Nach Waldeyer, der als erster den Begriff „Neuron“ geprägt hat, wird als Neuron eine Ganglienzelle mit allen ihren Fortsätzen als Einheit verstanden. Großes Verdienst um den Ausbau der Neuronenlehre haben besonders Kölliker, Retzius, Dogiel, Ramon y Cajal sowie Langley und Sherrington. Nach dieser Theorie ist das Nervensystem aus einer Kette von Neuronen aufgebaut (Abb. 2). Jedes Neuron ist eine scharf begrenzte Einheit, die nur durch Berührung (per contiguitatem) mit dem nächsten in Verbindung steht. C a j a l nimmt sogar eine Kittsubstanz an den Berührungsstellen an. Der Physiologe S h e r r i n g t o n, der als erster den Begriff „Synapse“ aufstellte, nimmt an, daß ein von einer Ganglienzelle stammendes Nervenendfädchen nicht direkt in die nächste Ganglienzelle übergeht, sondern daß diese voneinander durch eine Grenzfläche getrennt sind. Es handelt sich also bei den Synapsen um eine Art extra- bzw. perizellulärer Endapparate. In zahlreichen morphologischen Arbeiten wurden auch derartige knopf- oder ringförmige Endapparate beschrieben (C a j a l, D e C a s t r o, D o g i e l, H e r z o g, L a w r e n t i e w u. a.) (Abb. 3).

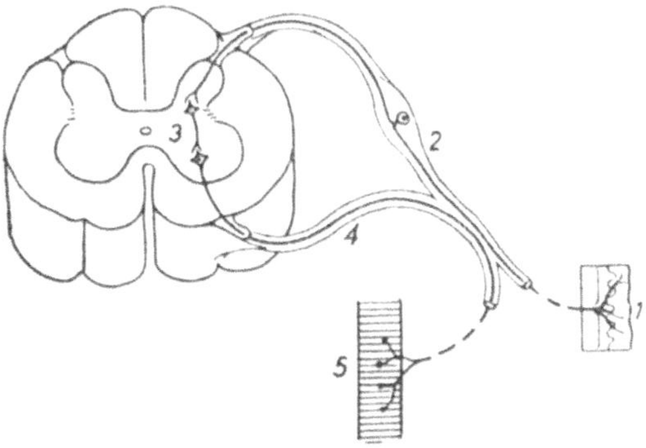

Abb. 2. Schematische Darstellung der Neuronenkette. (Aus A. E. K o r n m ü l l e r, Die Elemente der nervösen Tätigkeit.)
1 Sensible Rezeptoren; *2* afferente Bahn; *3* interganglionäres Neuron; *4* efferente Bahn; *5* motor. Endplatte.

Bereits durch L a n g l e y, der durch örtliche Aufbringung von Nikotin auf die Ganglienzellen Leitungsunterbrechungen hervorrufen konnte, wurde der neuronale Aufbau des Nervensystems genauer analysiert. Wird eine Ganglienzelle gereizt, so wird die Erregung mit gleichmäßiger Geschwindigkeit im Nerven weitergeleitet, sie kann aber auf das nächste Neuron nur überspringen, wenn die Synapse erregt wird. Durch diese Erregung der Synapse erfährt die Erregungsleitung eine Verzögerung (die synaptische Leitungsverzögerung). Diese Leitungsverzögerung bei der Transmission der nervösen Impulse an der intraneuronalen Synapse wird nach E c c l e s als Beweis für ihre Existenz angesehen. Von B r o n k, T o w e r u. a. wurde auch eine Verzögerung des Aktionsstromes nachgewiesen. Diese ist bei sympathischen Synapsen länger als bei zerebrospinalen.

Schon normalerweise zeigen die sympathischen Ganglienzellen sowohl in den verschiedenen Ganglien als auch in den verschiedenen Altersstufen außerordentliche Variationen ihrer Form. Allerdings ist es oft sehr schwer, eine scharfe Trennung zwischen physiologischer Variationsbreite und pathologischem Geschehen aufzuzeigen (Cajal, Achúcarro, De Castro, Feyrter, Herzog u. a.)

Der Neuronen- oder Synapsentheorie, bei der die Verbindung der einzelnen Neurone nur per contiguitatem erfolgt, stehen die Lehren von einem nervösen Kontinuum des Nervensystems gegenüber (Stöhr jun., Sunder-Plassmann, Reiser, Hagen, Lériche u. a.)

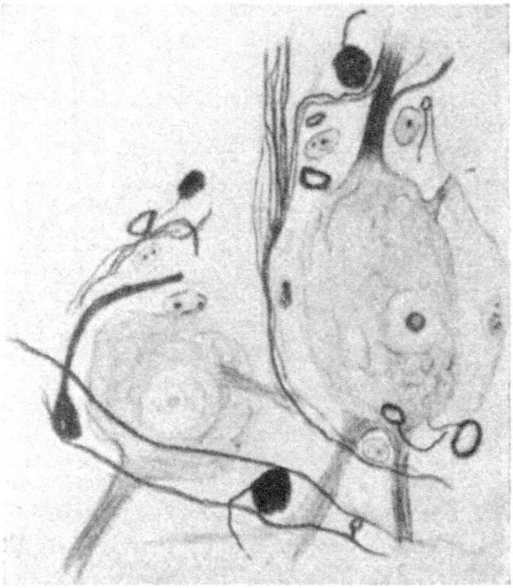

Abb. 3. Ganglion coeliacum. Nervenendapparate in Form von Ringen und argentophilen Kugeln am Ende von Nervenfasern. (Aus E. Herzog, Klin. Wschr. 642, 1948.)

Ausgehend von den alten Netztheorien (Golgi, Dogiel u. a.) wurde von Apáthy und später von dem Physiologen Bethe eine Lehre über kontinuierliche Fibrillennetze ausgebaut. Bethe hielt die perizellulären Golgi-Netze für ein an der Oberfläche der Ganglienzellen ausgebreitetes „Neuropil", in dem sich sowohl die Fibrillen der Ganglienzellen als auch die Endverzweigungen der Axone begegnen. Nach Held bilden die Fortsätze der Gliazellen ein feines Netzwerk, in das sowohl die Fibrillen der Dendriten als auch der Axone einstrahlen, um ein „Neurencytium" zu bilden. Besonders Boeke lehnt die von Cajal als „leblose Kittsubstanz" bezeichnete synaptische Verbindung ab und bezeichnet diese Substanz als protoplasmatische Verbindung, wodurch eine Kontinuität des Protoplasmas der Nervenzellen zustande kommen sollte.

Im Gegensatz dazu bestreitet Ph. Stöhr jun. auf Grund seiner Untersuchungen des sympathischen Nervensystems die Existenz der Synapsen überhaupt. Nach seiner Auffassung besteht das Nervengewebe aus einer synzytialen Masse, in dem das Fibrillensystem mit seinen Kernen eingelagert ist. Die nervösen Elemente umgeben als Terminalretikulum die Zellen, ja sie können sogar intraplasmatisch zu finden sein (Abb. 4). Sympathische als auch parasympathische, afferent und efferent leitende, ja sogar spinale Nervenfasern können direkt ineinander übergehen (R e i s e r u. a.). Durch fibrilläre Verbreiterungen der kurzen Fortsätze mit dem

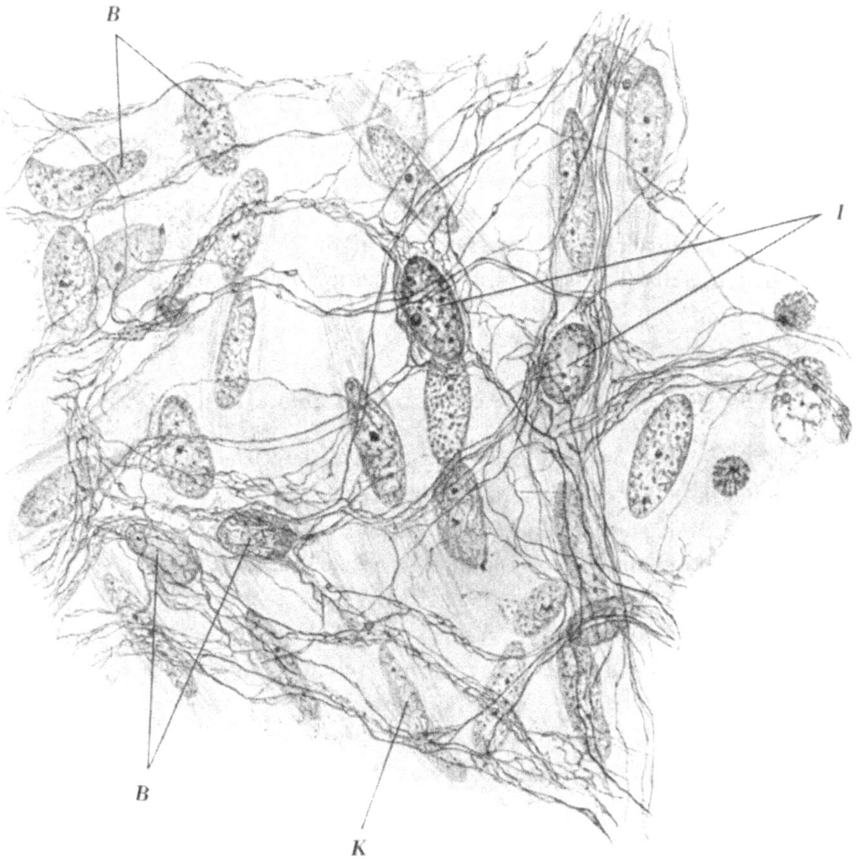

Abb. 4. (Aus Ph. S t ö h r jun. Acta Neurovegetativa. 80, 1950.) Nervöses Terminalretikulum aus der Mukosa des Kolons. Mensch.
I = Kerne interstitieller Zellen; *K* = Kerne einer glatten Muskelfaser; *B* = Kerne von Bindegewebszellen. 2000mal vergrößert, auf 1/2 verkleinert.

Hüllplasmodium besteht nach S t ö h r jun. möglicherweise ein protoplasmatischer Zusammenhang zwischen Ganglienzellen und Hüllgewebe. Diese synzytiale Kontinuitätstheorie wird aber von anderen Autoren (D e C a s t r o u. a.) nach wie vor abgelehnt und von H e r z o g „sowohl morphologisch wie physiologisch als ein völlig unhaltbares Absurdum" bezeichnet.

Eine besondere Stellung neben den Ganglienzellen, den Dendriten und Axonen, nehmen noch die Mantel-, Kapsel- und Hüllzellen ein, die von Ph. Stöhr jun. unter dem Begriff „Hüllplasmodium“ zusammengefaßt werden. Ausgehend von den grundlegenden Untersuchungen Kohns über „neurogene Nebenzellen“ fand Ph. Stöhr jun. im vegetativen System ausgedehnte Verbände von Nebenzellen. Er beschreibt kleine, ovale, dunkle Kerne und große, rundliche, helle, die in einer plasmodialen Hülle nebeneinander liegen. Dabei besteht eine innige protoplasmatische Verbindung zwischen Ganglienzellen, Hüllplasmodium und perizellulären Faserkörben, wie schon oben erwähnt wurde. Diesem Hüllplasmodium des sympathischen Nervensystems entsprechen im Zentralnervensystem die als Trabant- und Mantelzellen bekannten neurogliösen Elemente.

4. Theorien über die Erregungsleitung an der Synapse.

Zwei Theorien über den Grundvorgang bei der Erregungstransmission an der Synapse stehen sich hier gegenüber.

Der Reiz, der ein präganglionäres Neuron trifft, erzeugt einen Aktionsstrom, und dieser bedeutet einen elektrischen Reiz für das postganglionäre Neuron. Nach Larrabee und Bronk findet in den sympathischen Ganglien keine Dauerentladung, sondern nur eine Transmission mit kurzen Nachentladungen statt. Hervorzuheben ist, daß die Leitungsgeschwindigkeit in den marklosen Nervenfasern geringer ist als in gleichdicken markhaltigen. Nach den Ergebnissen der Arbeiten von De Castro und Herreros ist das sympathische Ganglion nicht als einfache Transmissions- und Verteilerstation anzusehen, sondern ihm kommt eher die Rolle eines Koordinationszentrums zu.

Experimentelle Ergebnisse, nach denen eine Nervenreizung nicht nur durch Erregung eines Nerven, sondern auch humoral, auf dem Blutweg, möglich ist, führten zur Auffassung einer chemischen Theorie der Nervenleitung und synaptischen Übertragung.

Bereits O. Loewi fand bei seinen Studien der Herznerventätigkeit, daß während dieser Tätigkeit ein Akzellerans- und ein Vagusstoff gebildet wird. Später wurde nachgewiesen, daß sowohl an den Enden als auch im Nerven Adrenalin bzw. Arterenol (Nor-Adrenalin) und Azetylcholin gebildet werden.

Nach Dale wurde das vegetative System nicht nach anatomischen Gesichtspunkten, sondern nach dem pharmakologischen Verhalten seiner Fasern in cholinergisch und adrenergisch (Holtz schlägt dafür den Namen arterenergisch vor) eingeteilt.

Die meisten parasympathischen, die präganglionären sympathischen und die spinalen Fasern bilden Azetylcholin. Allerdings sollen auch einzelne sympathische Fasern, wie die zu den Schweißdrüsen ziehenden, cholinergisch sein. Diese Ergebnisse führten zur Auffassung, daß auch bei der synaptischen Transmission diese Substanzen eine Rolle als Überträgerstoffe spielen könnten. Nach Gérard kommt diesen aber keine wesentliche Bedeutung zu.

Das Azetylcholin entsteht im normalen Stoffwechsel im Gehirn und in den Nerven aus Spaltprodukten des Lezithins. Es zerfällt unter der Wirkung eines spezifischen esterspaltenden Fermentes, der Cholinesterase, in Cholin und Essigsäure. Die Cholinesterasen der Gewebe und des Serums verhalten sich verschieden in ihrer Aktivität und Spezifität. Sie werden durch Prostigmin, Eserin, Blutprotein, Lokalanästhetika u. a. Substanzen in ihrer Aktivität gehemmt und sind besonders in den motorischen Endplatten der Muskeln, in den Zellkernen der Gliazellen der Medulla oblongata, aber auch in den Ganglien- und Hüllzellen der sympathischen Ganglien, dem Nebennierenmark und chromaffinen Zellen zu finden.

Ein Teil des Azetylcholins wird jedoch nicht gespalten und kommt als regulatives Gewebshormon zur Wirkung, um so ebenfalls aufgespalten zu werden. Wird es plötzlich in größeren Mengen frei, so wirkt es als Schockgift. Dieser Aktionsstoff, der bei der Reizung cholinergischer Nerven auftritt, wirkt als Überträgerstoff bei nervösen Impulsen an den Erfolgsorganen. Es kommt also zu Verlangsamung des Herzschlages, Blutdrucksenkung infolge Gefäßerweiterung, besonders der Arteriolen, Sekretion der Speicheldrüsen, Kontraktion der Bronchialmuskeln, Kontraktion der willkürlichen Muskeln sowie der glatten Muskeln des Darms und der Harnwege und Verlangsamung der Herztätigkeit.

Nach v. Muralt gibt es aber noch eine Reihe anderer Stoffe, die im Nerven gebildet und frei werden. Es sind dies das Aneurin, Kalium, Vitamin B_2 und ein als A_4 bezeichneter Stoff, der sich von Aneurin durch seine pH-Abhängigkeit unterscheiden soll. Hier wäre noch zu erwähnen, daß nach Untersuchungen von

H e r z o g und S e p ú l v e d a im Sympathikus besonders zahlreich Mastzellen zu beobachten sind, denen nach H i r t die Speicherung von B_2-Vitamin zukommen soll.

Die synaptische Verzögerung soll verursacht werden „durch die Zeit, die für das Freiwerden und die Diffusion dieser Substanzen erforderlich“ ist (K o r n m ü l l e r).

Im Gegensatz zu diesem parasympathischen Träger- oder Überträgerstoff, dessen Identität mit Azetylcholin als gesichert angesehen wird, ist der zum ersten Mal von O. L o e w i festgestellte „Akzelleranstoff“ bzw. „Sympathikusstoff“ nicht mit dem aus der Nebennierenrinde isolierten Adrenalin identisch.

Fast zur gleichen Zeit, als O. L o e w i am isolierten Froschherzen die humorale Übertragbarkeit dieses Stoffes zur Nervenerregbarkeit zeigen konnte, wurden von C a n n o n in Versuchen an Katzen ähnliche Ergebnisse — Blutdruckanstieg und Frequenzsteigerung durch elektrische Reizung — bekanntgegeben. Er nannte diesen Wirkstoff „Sympathin“. In weiteren Versuchen wurde festgestellt, daß das Sympathin nicht mit dem Adrenalin identisch sein konnte, da es sich in verschiedenen Punkten anders verhielt. Nach elektrischer Reizung der NN. hepatici von Katzen trat Blutdruckerhöhung und Kontraktion der Nickhaut ein, die Muskulatur des Uterus blieb jedoch unbeeinflußt. Die pressorisch gleichwirkende Menge von Adrenalin jedoch brachte den Uterus zur Erschlaffung. Auch der pressorische Effekt des bei Nervenreizung freiwerdenden Sympathins durch Ergotoxin wurde nur abgeschwächt, nicht aber, wie bei Adrenalin, in das Gegenteil umgekehrt.

C a n n o n nahm deshalb bei der Übertragung sympathischer Nerverregungen zwei chemische Vermittlersubstanzen an und nannte diese Sympathin E (excitatory) und Sympathin I (inhibitory). Wirkt der Sympathikus als Hemmungsnerv, so sollte das Sympathin in Aktion treten, im gegensätzlichen Fall das Sympathin E. Nach dem pharmakologischen Verhalten dürfte das Sympathin I mit dem Adrenalin identisch sein, während möglicherweise das Sympathin E in seiner Wirkungsweise dem Arterenol (Nor-Adrenalin) entsprechen dürfte. Das Nor-Adrenalin ist nach H o l t z wahrscheinlich die letzte Vorstufe des Adrenalins. Als eigentliche Muttersubstanz für die im Nebennierenmark erfolgende Synthese des Adrenalins dürfte das Oxytyramin in Frage kommen, das durch die in Nieren, Leber, Pankreas und Darm vorkommende

Dopadecarboxylase unter Kohlensäurespaltung aus Dioxyphenylalanin, das intermediär aus Tyrosin gebildet wird, entsteht. Der chemische Vorgang ist nach H o l t z folgender:

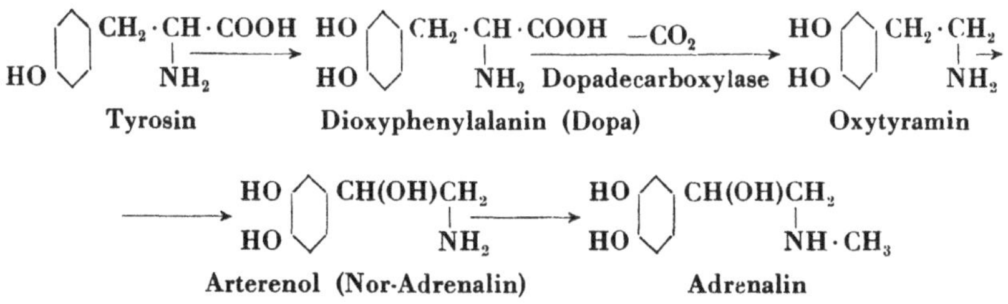

Untersuchungen über den Gehalt der Nebennieren an Arterenol ergaben, daß in den Nebennieren von Kaninchen und Meerschweinchen im Gegensatz zu allen anderen Tierarten, die reichlich Arterenol enthalten, kein Arterenol, sondern nur Adrenalin vorkommt (H o l t z). Dieser hohe Gehalt der Nebennieren an Arterenol macht es wahrscheinlich, daß dieses als selbständiges Hormon neben Adrenalin zur Wirkung kommt. In Versuchen von B ü l b r i n g und B u r n konnte eine Ausschüttung eines Adrenalin-Arterenolgemisches bei elektrischer Reizung des Splanchnikus nachgewiesen werden.

Als Bildungsstätten des Arterenols kommen in erster Linie das Nebennierenmark, die chromaffinen Zellgruppen sowie die chromaffinen Zellen der Ganglien in Betracht. Da nach den Versuchen v. E u l e r s die sympathikomimetische Wirksamkeit von Extrakten aus sympathischen Ganglien im Vergleiche zu denjenigen aus Extrakten von Nervenstämmen nur sehr gering ist, so dürfte dem großen „Sympathindepot" des Nebennierenmarkes die Rolle einer Ergänzungsfunktion des Nervensympathins des an der Peripherie verbrauchten Wirkstoffes zukommen. Die zweite Möglichkeit der Verwendung des in Form einer unterschwelligen Ruhesekretion der Nebennieren an das Blut abgegebenen Arterenols dürfte in einer ganglionären Wirkung, einer Erleichterung der synaptischen Transmission durch kleine Wirkstoffmengen und Blockierung der Erregungsübertragung durch g r o ß e Mengen des Wirkstoffes zu suchen sein. Abgesehen von der pharmakologischen Differenzierung zwischen Arterenol und Adrenalin, die durch die Charakterisierung „excitatory" und „inhibitory" nur unvollständig ist, kommen beiden Stoffen noch in weit größerem Maße verschiedene Eigenschaften zu.

Dem Adrenalin als dem großen Repräsentanten des „ergotropen" Systems (W. R. Hess) kommt die Rolle eines auf hämatogenen Wege plötzlich den Organismus zur Höchstleistung antreibenden Wirkstoffes zu, während das Arterenol mehr örtlich begrenzt durch Freiwerden an den arterenergischen Nervenendigungen — bis auf die Gefäß- und Blutdruckwirkung — alle übrigen Sympathikuswirkungen in weitaus geringerem Maße ausübt. Das Adrenalin wird im Organismus normalerweise sehr rasch durch Phenolasen und die Aminooxydase in einen Brenzkatechin-Glykolaldehyd und Methylamin aufgespalten. Änderungen der Aminooxydaseaktivität dürften sehr häufig zu Störungen im harmonischen Ablauf der Funktionen des vegetativen Systems eine Rolle spielen.

In Versuchen am Menschen konnte nachgewiesen werden, daß bei Verabfolgung von Adrenalin, auch in größeren Dosen, die dabei auftretende Blutdrucksteigerung im wesentlichen durch Erhöhung des Minutenvolumens des Herzens, also Frequenzsteigerung und Vermehrung des Schlagvolumens, zustande kommt. Nicht die Gefäßwirkung, sondern die Herzwirkung verursacht die Blutdrucksteigerung.

Nach den Untersuchungen von Wetzler und Böger ist der periphere Widerstand sogar erniedrigt, was für eine Dilatation weiter Gefäßbezirke spricht. Nach kleinen Adrenalindosen, die noch keine Herzwirkung entfalten, unterbleibt auch die Blutdrucksteigerung, ja sie kann sogar zu Blutdrucksenkung führen. Diese gefäßerweiternde, blutdrucksenkende Wirkung kleiner Adrenalindosen, besonders an den Kapillaren, fehlt dem Arterenol. Es wirkt auch in kleinster Dosierung konstriktorisch. Der Blutdruckanstieg nach Arterenol beruht also auf der gefäßverengenden Wirkung, das Minutenvolumen ist nicht vermehrt, meist sogar vermindert (Holtz und amerikanische Autoren).

Man kann also das Arterenol, den universellen Vasokonstriktor, dem Adrenalin, als dem universellen Vasodilatator, gegenüberstellen. Von einem gut abgestimmten Mischungsverhältnis beider Hormone hängt die physiologische Wirksamkeit im Organismus ab.

5. Der Hypothalamus, seine Verbindungen und Funktionen.

Wie schon erwähnt wurde, besteht in der Regio diencephalica eine Umschlagstelle aller vegetativen Funktionen. Bereits Karplus und Kreidl konnten in klassischen Versuchen in den

Jahren 1910 bis 1918 einerseits durch Reizung des hinteren Anteils des Hypothalamus Symptome erzeugen, die mit der Funktion des Sympathikus zusammenhingen und nach Durchschneidung des Sympathikus ausblieben, anderseits gelang es, nach Reizung des vorderen Teiles des Hypothalamus Symptome hervorzurufen, die mit der Tätigkeit des Parasympathikus in Verbindung gebracht wurden. Diese blieben nach Durchschneidung des Vagus und Glossopharyngeus aus. Durch weitere Untersuchungsergebnisse amerikanischer Forscher wurde die inkretorische Tätigkeit des Hirnstammes wahrscheinlich gemacht, und Veil und Sturm konnten durch ihre klinischen Studien die überragende Bedeutung des Zwischenhirns im Ablauf sowohl physiologischer als auch pathologischer Prozesse aufzeigen. Das Hypophysenzwischenhirnsystem wurde als neurohormonale Funktionseinheit und als Regulationszentrum aller vegetativen Funktionen erkannt (Kreidl, W. R. Hess u. a.).

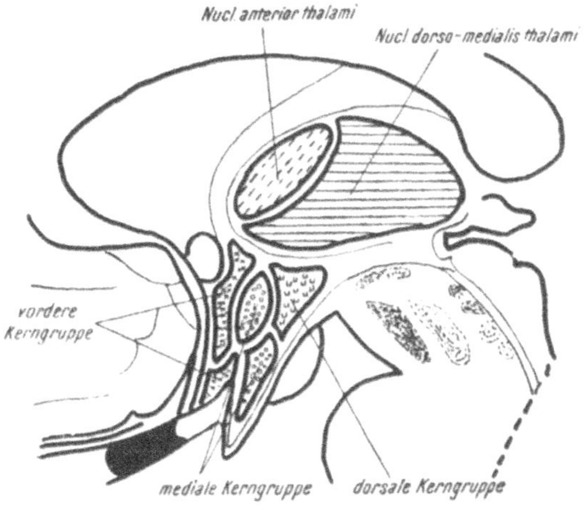

Abb. 5. Schematischer Parasagittalabschnitt durch den Hypothalamus und die benachbarten Gebiete. (Aus H. Hoff, Acta Neurovegetativa. 124, 1950.)

Nach dem derzeitigen Stand der Forschungsergebnisse können wir zwischen dem Zentrum des Zwischenhirn-Hypophysen-Systems, der Regio hypothalamica, und der Peripherie unterscheiden, die einerseits von kortikalen Gebieten, anderseits von den peripheren sympathischen und parasympathischen Ganglien und dem nervösen Terminalretikulum, das bis in die einzelnen Zellen reicht, gebildet wird.

Im folgenden soll kurz ein Überblick über die anatomischen und feingeweblichen Verhältnisse sowie die Physiologie des Hypothalamus gegeben werden, wobei ich mich auf die ausgezeichnete zusammenfassende Darstellung von H. Hoff stütze. Zu bedenken ist nur, daß diese an Tieren gewonnenen Erkenntnisse nicht absolut bindend und bedenkenlos auf den Menschen übertragen werden dürfen, da hier die Kerngruppen durchaus nicht so scharf abgegrenzt sind, sondern fließende Übergänge erkennen lassen.

Der Hypothalamus bildet den Boden und die lateralen Wände des dritten Ventrikels, er grenzt vorne an die Substantia nigra und das Chiasma und geht nach rückwärts fließend in die Zellgruppen des Aquäductus Sylvii und den Hirnstamm über (Abb. 5).

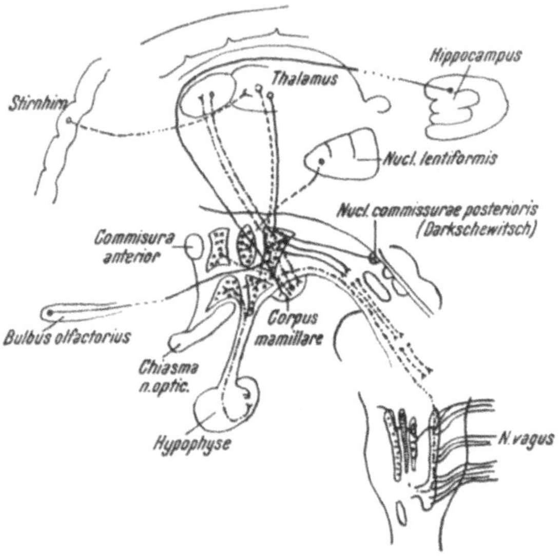

Abb. 6. Schema der Verbindungen des Hypothalamus mit anderen Hirngebieten. (Aus H. Hoff, Acta Neurovegetativa. 126, 1950.)

Der Hypothalamus besteht aus vier Kerngruppen. Wir unterscheiden:

1. Die vordere Gruppe. Diese besteht aus dem Nucleus paraventricularis, dem Nucleus supraopticus und den Kernen des vorderen hypothalamischen Gebietes;

2. die laterale Gruppe. Sie besteht aus den Nuclei tuberales und aus den Kernen des vorderen hypothalamischen Gebietes;

3. die mittlere Gruppe wird vom Nucleus ventromedialis und dorsomedialis gebildet, die in den Nucleus periventricularis und den Nucleus reuniens des Thalamus übergehen;

4. die hintere Gruppe. Diese besteht aus den Kerngruppen der Area hypothalamica posterior und aus dem Corpora mamillaria, die sich in eine Pars lateralis, medialis und intercalata gliedern.

Auffällig sind in diesem Gebiete die Zellen des Nucleus supraopticus, die keine Dendriten besitzen und von einem dichten Netzwerk feinster Kapillaren umgeben sind, und die Zellen des Nucleus paraventricularis, dem Nucleus tuberalis lateralis und dem ventromedialen Hypothalamuskern, die eigentümliche Zelleinschlüsse enthalten und möglicherweise sekretorische Funktionen haben könnten (H. Hoff, Bargmann und seine Schule u. a.).

Was die Faserverbindungen dieser Kerne betrifft, so unterscheidet man zwischen afferenten und efferenten Fasern und solchen, die die Kerne untereinander verbinden. Wir unterscheiden:

A. Afferente Bahnen.

1. Vago-supraoptische Verbindungen;
2. das mediale Vorderhornbündel, Verbindung mit dem Lobus olfactorius;
3. thalamo-mamillare Verbindung vom Nucleus anterior des Thalamus;
4. Fasern von der Regio olfactoria (Uncus und Hippocampus) im Fornix zum Corpus mamillare;
5. Verbindung zwischen Thalamuskernen der Mittellinie und dem dorsomedialen Kern zum Hypothalamus;
6. Fasern vom Corpus geniculatum laterale zum Nucleus paraventricularis;
7. Verbindungen mit dem Stirnhirn (Area 9 und 10) und Gyrus cinguli (Area 24) über den dorsomedialen Kern des Thalamus, wo sie umgeschaltet werden und zur hinteren Kerngruppe des Hypothalamus ziehen:
8. Verbindungen zwischen extrapyramidalen Ganglien der Ansa lenticularis aus dem Globus pallidus;
9. Bahnen aus der Substantia nigra, die beim Menschen besonders ausgeprägt sind.

B. Efferente Bahnen.

1. Eine Verbindung vom Corpus mamillare zum Nucleus anterior des Thalamus;
2. mamillo-tegmentale Bahn, die nach Umschaltung als Tractus tegmento-reticularis in den Seiten- und Vordersträngen des Rückenmarkes nach abwärts zieht;

3. Verbindung von den lateralen und hinteren Hypothalamuskernen zum Hirnstamm;

4. Fasern vom Nucleus supraopticus zum Hinterlappen der Hypophyse, möglicherweise führen auch Fasern zum Vorderlappen (?);

5. Fasern zu den tekto-retikulären Kernen des Hirnstammes;

6. Fasern zum System der konjugierten Blickbewegungen, in dem Nucleus Cajal und Nucleus commissurae posterioris (Darkschewitsch);

7. Verbindung zum dorsomedialen Kern des Thalamus und von hier nach Umschaltung zur Großhirnrinde (Area 9, 10, 12);

8. Verbindung zum Nucleus anterior des Thalamus und nach Umschaltung zur Area 24 der Großhirnrinde.

C. Binnenverbindungen zwischen den verschiedenen Anteilen des Hypothalamus untereinander (Abb. 6).

Bei der großen Wichtigkeit des Hypothalamus als Zentrale des ganzen vegetativen Geschehens ist es nicht wunderzunehmen, daß er über ein reich ausgebildetes Gefäßsystem verfügt. Das Verhalten der Gefäße geht aus nachfolgender Aufstellung hervor:

Blutversorgung des Hypothalamus (nach H. Hoff):

1. Arteria communicans anterior. Sie versorgt die Kerne der vorderen Gruppe;

2. Arteria cerebri anterior. Sie versorgt das Infundibulum und den Stiel der Hypophyse;

3. Arteria carotis interna. Sie versorgt den hinteren Anteil des Hypophysenstieles;

4. Arteria communicans posterior. Dieser obliegt die Versorgung des Tuber cinereums und des Corpus mamillare;

5. Arteria cerebri posterior für die Versorgung der Kerne der hinteren Gruppe;

6. die Arteria chorioidea anterior für die Kerne der medialen Gruppe.

Diese überaus reichliche Gefäßversorgung des Hypothalamus ist wichtig für die Wechselwirkung zwischen Hypothalamus als übergeordnete Schaltstelle des vegetativen Systems einerseits und Drüsen mit innerer Sekretion anderseits. Doch nicht nur die reichliche Gefäßversorgung, sondern auch die Besonderheit einzelner

Gefäße ist hervorzuheben, die im Gegensatz zu den übrigen Gefäßen des Zentralnervensystems, die stets durch eine Gliaschicht von den Ganglienzellen getrennt sind, direkt mit Ganglienzellen namentlich im Bereich des Nucleus supraopticus des Hypothalamus in Verbindung stehen.

Welche sind nun die nachgewiesenen Funktionen der hypothalamischen Kerne? Ich beziehe mich hier wieder auf eine Zusammenstellung von H. Hoff. Auf Grund experimenteller, klinischer und Degenerationsversuche durch Nervendurchschneidung können folgende Funktionen der hypothalamischen Kerne angenommen werden. Beim Menschen ist aber infolge der innigen Verflechtung der Bahnen und der weniger scharfen Abgrenzung der Kerngebiete eine genaue Lokalisation nach Zentren wenig wahrscheinlich, vielmehr bringt Reizung in einem Kerngebiet stets mehrere Syndrome zur Auslösung. In der nachfolgenden Aufstellung sind die Funktionen der hypothalamischen Kerne zur Darstellung gebracht.

1. Nucleus paraventricularis und vorderes hypothalamisches Gebiet: Hyperthermie und myeloische Leukopoese (Watari und Ochi, Borchardt u. a.);

2. Nucleus supraopticus: Wasser- und Salzregulierung (Bargmann und Mitarbeiter);

3. Kerne der lateralen Gruppe: Motilität, vielleicht Sekretion des Magens und der Eingeweide;

4. Kerne der mittleren Gruppe:

a) Kohlehydratstoffwechsel,

b) Fettstoffwechsel,

c) Wachstum des Genitale,

d) Nucleus periventricularis und Nucleus reuniens des Thalamus: Psychische Veränderungen;

5. Kerne der hinteren thalamischen Region:

a) Hypothermie,

b) Schlafregulierungszentrum,

c) Region für das „Signal des Winterschlafes“,

d) Blutdruckregulierung;

6. Corpus mamillare:

Umschaltung von Geruchsempfindungen in

a) vegetative Reaktionen,

b) in motorische Reflexe auf die Geruchsempfindung.

Ich habe dieses Schema von H. Hoff deshalb angeführt, um zu zeigen, welche Funktionen im wesentlichen auf die Tätigkeit der Kerne des Hypothalamus zurückgeführt werden können. Auch wird bei unseren späteren Betrachtungen die Aktivität des Hypothalamus immer wieder zur Diskussion stehen. Aus diesen Beobachtungen geht hervor, daß dem Hypothalamus Impulse vom parasympathischen System, aber auch von der Gegend der Geruchsperzeption und des extrapyramidalen Systems sowie vom Stirnhirn über die dorsomedialen und anterioren Kerne des Thalamus zukommen. Die Kerne der lateralen Gruppe regulieren die Motilität des Magens und Darmes. Reizung der tuberalen Region führt zu Verstärkung der Peristaltik des Magens (Karplus und Kreidl). Verletzungen des Nucleus periventricularis und des Nucleus reuniens, die beide zwar strukturell zum Thalamus gehören, mit dem Hypothalamus aber in inniger Faserverbindung stehen, erzeugen bei Versuchstieren ein Syndrom, bei dem besonders der Gedächtnisschwund auffällig ist. Auch beim Menschen führen Erkrankungen des Hypothalamus, wie Delirium tremens, Korsakowsche Psychose, Enzephalitis und gewisse Pellagraformen zu einem Verlust des Gedächtnisses.

Zu erwähnen ist hier noch die gesamte dienzephale autonome Epilepsie, die in zwei Formen als Typus Penfield und als Typus Cushing zur Beobachtung kommen kann. Die von Penfield erstmalig beschriebene Erkrankung geht einher mit einer Rötung des Gesichtes und der Arme, Tränensekretion, Salivation und profuses Schwitzen. Die Pupillen sind weit, es besteht Tachypnoe. Tachykardie und Erhöhung des Blutdruckes, Leukozytose und Grundumsatzsteigerung werden beschrieben, häufig kommt es zu Singultus. Der Typ Cushing zeigt einige abweichende Symptome, wie Verlangsamung des Pulses und der Atmung, Sinken des Grundumsatzes und der Temperatur, Verwirrtheit. Die Erkrankung an dienzephaler autonomer Epilepsie nach Penfield wird als Störung der Funktion in die hinteren und lateralen Kerngruppen des Hypothalamus verlegt, hingegen dürften dem Cushingschen Typ Störungen der vorderen Kerngruppe zugrunde liegen (?).

Aus der kurzen Zusammenfassung über das Gebiet des Hypothalamus kann aber mit Sicherheit geschlossen werden, daß dem Hypothalamus die Aufgabe der Korrelation der verschiedenen vegetativen Funktionen zu einer Einheitsleistung zukommt, wobei er einerseits von der Peripherie kommende Impulse an das Großhirn sendet und hier die zur Erhaltung des Lebens notwendigen Signale meldet. Anderseits werden vom Großhirn aus Impulse zum Zusammenspiel des vegetativen Nervensystems im engeren Sinne, der Funktion der Inkretdrüsen und des Elektrolythaushaltes ausgesendet, um die für den jeweiligen Zustand des Individuums notwendigen Stoffwechselvorgänge in harmonischer Weise zur Auslösung zu bringen.

III. Chemie und Pharmakologie.

Bereits 1894 wurde von Einhorn das Novocain als Ersatzmittel des Kokains bekanntgegeben. Dieses ist das Chlorhydrat der p-Aminobenzoesäure mit Diäthylaminoäthylalkohol und hat folgende Formel:

$$NH_2\cdot C \left\langle \begin{array}{c} CH \text{———} CH \\ \\ CH \text{———} CH \end{array} \right\rangle C - COOCH_2 - CH_2N(C_2H_5)_2\cdot HCl.$$

Ihm nahe steht sowohl chemisch als auch in seiner pharmakologischen Wirkung das Tutocain, das das Chlorhydrat der p-Aminobenzoesäure mit Dimethylamino-Methylbutylalkohol ist. Seine Formel ist:

$$NH_2 - C \left\langle \begin{array}{c} CH \text{———} CH \\ \\ CH \text{———} CH \end{array} \right\rangle COOCH(CH_3)\cdot CH(CH_3)\cdot CH_2N(CH_3)_2\cdot HCl.$$

Das Novocain ist im Gegensatz zum Tutocain weniger oberflächenaktiv, auch ist dieses bei intravenöser Injektion giftiger. Die oberflächenanästhesierende Wirksamkeit des Tutocains ist nach Schulemann etwa $^1/_3$ von der des Kokains, nach Wagner aber das Vierfache. Nach diesem Autor beträgt die Grenzkonzentration für die Quaddelanästhesie 0,0031 gegenüber 0,0125 bei Kokain.

Beide verursachen keinerlei Gewebsschädigungen und werden ziemlich rasch in der Leber entgiftet. Die letale Dosis bei Novocain beträgt nach H. H. Meyer bei intravenöser Applikation 40 mgr/kg und 400 mgr/kg bei subkutaner Anwendung. Für Tutocain sind die entsprechenden Zahlen 20 mgr/kg und 200 mgr/kg, was also einer doppelt so starken, aber auch giftigen Wirkung entspricht. Allerdings muß hervorgehoben werden, daß es sich hier nur um unübersichtliche Schätzungswerte einzelner Untersucher handelt, da sowohl die Anästhesie als auch die Giftigkeit von sehr verschiedenen Faktoren abhängt. Nach Laubender und Monden besteht ein Parallelismus zwischen Wirkungsstärke und Absorbierbarkeit, ferner zwischen Wirksamkeit und Lipoidlöslichkeit. Beide Benzoylderivate werden von dem Percain an Oberflächenaktivität, aber auch an Giftigkeit wesentlich übertroffen. Die Wasserstoffionenkonzentration der gebräuchlichen Novocain- und Tutocainlösungen beträgt etwa 2,0 bis 4,3.

Die gefäßverengernde Wirkung ist im Gegensatz zu Kokain bei den Ersatzmitteln nur ganz gering, doch ist diese auf dem Umwege der sensibilisierenden Wirkung für das Adrenalin, auf die noch später zurückzukommen ist, zweifellos vorhanden. Nach Laubender sensibilisiert Kokain und seine Ersatzmittel nicht nur für die Adrenalinwirkung, sondern ganz allgemein für die Sympathikusreize; diese ist allerdings nicht in allen Organen gleichmäßig. Eine sympathikomimetische Wirkung von Novocain und Tutocain wird von Sternberg abgelehnt. Bosse und Rohkrämer, Pipkorn und Althoff fanden im allgemeinen eine sympathikusfördernde Wirkung, deren Umfang durch individuelle Momente und die Ausgangslage des VNS bestimmt ist. Im Gegensatz zu diesen Autoren beobachtete Dittmar die sympathikotone Verschiebung nur im Initialstadium der Novocainreaktionen. Nach „zuweilen heftigem amphotonen Pendeln der Kurve um die Mittellage, mit einem Schwanken der Leukozytenwerte zwischen 6000 und 11 000“ gehen diese in eine endgültige parasympathische Reaktionslage mit gegenüber den Ausgangswerten erniedrigten Leukozytenzahlen über. Derartige Beobachtungen wurden seinerzeit auch von mir bei meinen Untersuchungen über die Wirkungsweise intravenöser Tutocainlösungen zur Asthma-Behandlung bereits festgestellt (1948).

Bei direkter Einwirkung auf die vegetativen Ganglien kommt es durch Blockade der sympathischen Fasern zu ausgesprochener Dilatation der Gefäße. Renz fand an isolierten Blutgefäßen des Frosches bei Durchströmung mit Novocain und Tutocain primär eine Gefäßkonstriktion, die nur flüchtig anhält, sekundär tritt dann Gefäßerweiterung auf, die jedoch bei Novocain im Gegensatz zu Tutocain nicht über die ursprüngliche Gefäßweite hinausgeht. Ganz undurchsichtig sind die verschiedenen Versuchsergebnisse mit Kokain und seinen Ersatzmitteln bei gleichzeitiger Gegenschaltung von Azetylcholin.

Über die Wirkung des Novocains auf das Zentralnervensystem ist nur wenig bekannt. In toxischen Gaben soll es wie beim Kokain zu Bewußtseinstrübungen, klonisch-tonischen Krämpfen und zu Atemlähmungen kommen. Durch große Gaben der Kokainersatzmittel wird bei intravenöser Injektion eine starke Herabsetzung des Blutdruckes beobachtet, was auf Lähmung des Vasomotorenzentrums bezogen wird. In kleineren Dosen wird ebenso wie durch Kokain und seine Ersatzmittel eine geringfügige Blutdrucksteigerung hervorgerufen, die jedoch meist nur wenige Minuten anhält. Von einigen Autoren wurde allerdings auch ein geringfügiges Absinken des systolischen Blutdruckes gesehen.

Der Vergiftung bzw. der Lähmung geht eine zentralerregende Wirkung voraus. Euphorie, Bewegungstrieb und Logorrhoe mit gleichzeitiger Blässe des Gesichtes, leichten Angstzuständen und Augenflimmern. Die klonisch-tonischen Krämpfe sind als echte Rindenkrämpfe aufzufassen, da diese bei neugeborenen Tieren oder im Experiment nach Großhirnentfernung ausbleiben. Liljestrand und Magnus konnten durch intramuskuläre Injektionen von Novocain die Enthirnungsstarre des Trizeps bei dezerebrierten Katzen verhindern, jedoch nicht voll beseitigen. Erst hohe Dosen hoben die indirekte Erregbarkeit auf. Die durch Azetylcholin bewirkte Erregung, Kontraktur des isolierten Froschmuskels wird ebenfalls verhindert. Eine genaue Erklärung des Angriffspunktes der tonussenkenden Wirkung am Skelettmuskel konnte jedoch noch nicht gefunden werden. Von diesen Autoren wird auch über günstige Beeinflussung der Parkinson-Symptome berichtet. In letzter Zeit erwähnt Hazard die Wirksamkeit intravenöser Novocainlösungen beim Tetanus. Ob es sich hier um eine kurarisierende Wirkung (Eichholtz) handelt, ist durchaus in Erwägung zu ziehen. Nach Althoff wurde der Muskeltonus bei Gesunden angeblich nicht erkennbar beeinflußt. Nicht unerwähnt bleiben sollen die Ergebnisse der Perfusionsexperimente mit 0,1- bis 1%igen Novocainlösungen der Bückowschen Schule, durch die eine weitgehende Ausschaltung lokaler, wahrscheinlich tonisierender Interorezeptoren bewirkt werden kann. Es wird so wahrscheinlich „der Signalstrom zum Zentralorgan aufgehoben und eine Sprengung der Reiz-Antwort-Relation zwischen Peripherie und Zentrum erreicht“ (zit. nach Meusert).

Eine elektive Wirkung des Novocains auf das vegetative System wurde bis jetzt nicht mit absoluter Sicherheit bewiesen, obwohl von Ghall, Bourdin und Guiot, Wischnjewsky, Warembourg und Mitarbeiter u. a. die günstigen Erfolge der Novocainbehandlung auf direkte Einwirkung zurückgeführt wird. Über atropinähnliche Wirkungen an den peripheren cholinergischen Nervenendigungen sowie an den peripheren autonomen Ganglien und dem Nebennierenmark berichten Hazard, Eichholtz und Roesch.

In bezug auf Temperaturbeeinflussung bewirkt Novocain bei Kaninchen eine geringfügige Temperatursenkung, beim Meerschweinchen einen starken Temperatursturz. Von Bosse und Rohkrämer wurde ein allmähliches Ansteigen der Temperatur — in zwei Drittel der Fälle nach fünf bis zehn Stunden — beobachtet. Nach diesen Autoren stieg die Temperatur bei normalen Ausgangswerten im Durchschnitt nicht über 38,5°, als höchste Temperatur wurde 40° rektal gemessen. Nach Pipkorn ließen sich nach i. v. Injektionen von Novocain Steigerungen der Temperatur bis 38° etwa 60 bis 90 Minuten p. i. nachweisen. Der Temperaturanstieg hält ewa 15 bis 30 Minuten an. Althoff kommt zu dem Ergebnis, daß die resorptive Wirkung bei intramuskulären Infiltrationen eine Temperatursteigerung hervorrufen kann, die jedoch bei intravasaler Applikation ausbleibt. In nachprüfenden Versuchen konnten diese Angaben nur zum Teil bestätigt werden, da an sechs gesunden Probanden nur ein Temperaturanstieg bis 37,5° beobachtet wurde. Der Anstieg setzte zwischen der 45. und 60. Minute ein und erreichte seinen Höhepunkt 90 Minuten p. i., um dann sehr rasch abzusinken. Manchmal sank die Temperatur unter das Ausgangsniveau ab, doch reagierten zwei Fälle ohne jede Fiebersteigerung. Anstiege nach fünf bis zehn Stunden wurden von mir nie beobachtet. Desgleichen konnte ich Fiebersteigungen bis 40,1° und Schüttelfröste, wie sie von Bosse und Rohkrämer gesehen wurden, nie feststellen, lediglich bei zwei Fällen von aktiver Lungentbc stieg die Temperatur bis 38,6° an. Auffällig war die Beobachtung, daß bei vegetativ labilen Fällen die Temperatursteigerung ausgiebiger in Erscheinung trat. Laufende Kontrollen in 122 Fällen, die wegen der verschiedensten Erkrankungen mit Novocain i. v. behandelt werden, ergaben nur bei 22 Fällen einen Temperaturanstieg bis 37,3°. Die Beobachtungen über die Veränderungen der Temperatur nach i. v. Novocaininjektionen dürften jedenfalls als Reizwirkung auf das von H. H. Meyer u. a. in das Tuber cinereum verlegte Wärme- bzw. Kühlzentrum aufzufassen sein.

Das gesunde Herz ist relativ widerstandsfähig gegen toxische Gaben von Novocain oder Tutocain. Hier kommt es früher durch Lähmung des Vasomotorenzentrums zum Kreislaufkollaps, dagegen kann bei geschädigtem Herzen eine Lähmung vor dem Versagen der Zentren des verlängerten Markes eintreten. Im Tierversuch gelang es Shookhof, bei Einbringen von Novocain in die Vena jugularis Veränderungen zu erzeugen, die einer Leitungsstörung im rechten Tawaraschenkel zu entsprechen schienen und bei Injektionen in die Pulmonalvene Veränderungen im Sinne eines linksseitigen Schenkelblocks bewirkten. Nach Tainter, Dock und Brown führt Novocain zu Veränderungen der Frequenz und zu Rhythmusstörungen an Hunden, Katzen und Tauben. Die Autoren beziehen diese Veränderungen auf eine Schädigung des Reizleitungssystems und eine gesteigerte Erregbarkeit. Lasch fand bei Novocain, daß die Dosis, die am isolierten Froschherzen diastolischen Stillstand erzeugt, 20mal, bei Tutocain 10mal so hoch wie bei Kokain ist. Nach Eichholtz soll intravenös zugeführtes Novocain eine Herabsetzung der Erregbarkeit des Reizleitungssystems und eine Verlängerung der Refraktärzeit hervorrufen, doch wurden diese Angaben in nachprüfenden Versuchen von Bosse und Rohkrämer, Kraucher, Pipkorn u. a. nicht bestätigt. R. Hazard fand eine Leitungsverzögerung im Hisschen Bündel. Nach Versuchen von Eichholtz, Flekkenstein und Muschaweck setzen Lokalanästhetika die Erregbarkeit der sensiblen Rezeptoren des Bezold-Jarisch-Effektes in der Herzkammermuskulatur schon in Dosen herab, die weder gegen kleine Mengen Histamin noch gegen Azethylcholin wirksam sind. Die Karotissinusreflexe werden nach C. Heymann und Mitarbeiter durch hohe intravenöse Dosen von Novocain ausgeschaltet.

Französische Autoren (zit. bei Althoff) geben an, daß die paroxysmale Tachykardie durch Novocainblockade des Ganglion stellare zuversichtlich unterbunden werden soll. Philippides, Althoff, Mandl u. a. berichten über fast augenblickliche Unterbrechung des Anfalls nach Infiltration des Ganglion stellare. Ich selbst bin gerade bei Angina pectoris nicht überzeugt von einer wesentlichen Besserung des Leidens. Nach Burstein soll eine

i. v. Injektion von 75 mgr Novocain die Irregularitäten des Herzens zuversichtlich beheben. Eichholtz konnte im Experiment zeigen, daß Vorhofflimmern, das durch faradische Reizung des Vorhofes entstanden ist, durch Novocain verhindert wird. Die Anfallsbereitschaft wird, wie auch Althoff fand, überhaupt nicht beeinflußt. Genaue elektrokardiographische Untersuchungen bei

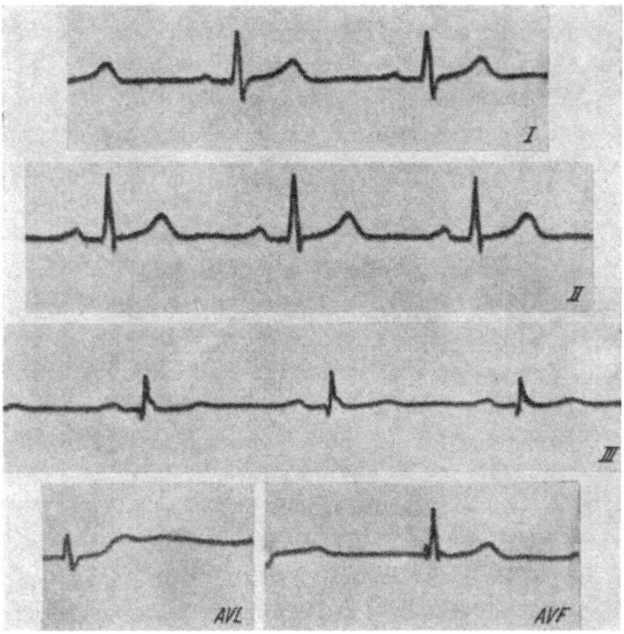

Abb. 7. EKG bei einem 40jährigen herzgesunden Mann.

zehn Gesunden und bei 22 Kranken mit Myokardschädigung und Koronarinsuffizienz ließen keinerlei Veränderungen der Kurven nach Injektion von 5 ccm Novocain oder Tutocain erkennen (Abb. 7 u. 8). Allerdings wurden bei den Versuchen leider nur die Kurven der Standard-Extremitätenableitungen und keine Brustwandableitungen geschrieben.

Der Puls zeigt meist eine gewisse Beschleunigung, die jedoch nur vorübergehend ist und bald wieder abklingt; immerhin wird von verschiedenen Untersuchern auch Pulsverlangsamung beschrieben (Pipkorn u. a.). Pipkorn fand nach Injektion von 1%iger Novocainlösung ein Absinken des Blutdruckes im Mittel von 10 bis 20 mm Hg, anschließend an diesen Blutdruckabfall kam es in zahlreichen Fällen zu einem Blutdruckanstieg, was im Sinne einer überschwelligen Gegenregulation gedeutet wurde. Althoff fand auch hier einen Unterschied bei intramuskulären bzw. intra-

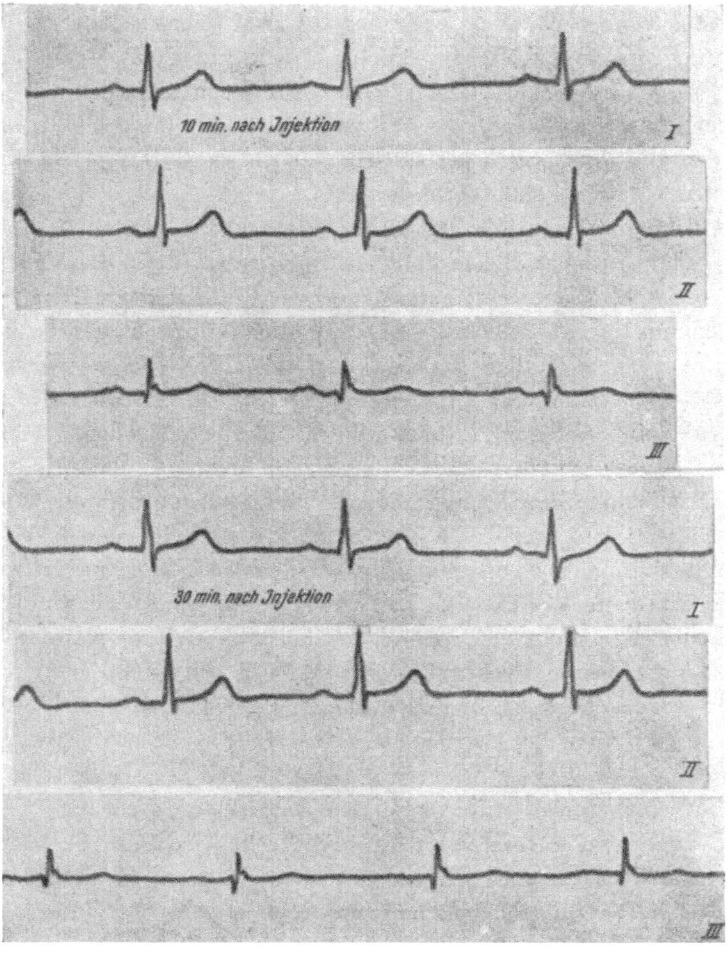

Abb. 8. EKG desselben Mannes 10 und 30 Minuten nach Injektion von 50 mg Novocain i. v. Es sind keine wesentlichen Veränderungen festzustellen.

venösen Novocaininjektionen. Nach intramuskulärer Injektion an 30 Fällen fand er einen Blutdruckanstieg bei 16 Fällen. Intravenöse Injektionen blieben ohne Wirkung. Nach Bosse und Rohkrämer sank der systolische Blutdruck bei normalen Ausgangswerten meist etwas ab, gelegentlich stieg er auch vorübergehend an.

Eigene Untersuchungen an 6 gesunden Probanden und 22 Hypertonikern ließen keinerlei auffällige Blutdrucksenkungen erkennen. Sechs Patienten, mit einer Hypertonie von über 240 mm Hg, wurden versuchsweise mit je zwölf Injektionen von 5 ccm 1%iger Novocainlösung behandelt, aber nur bei zwei Fällen gelang es, eine Senkung von 25 mm Hg zu erzielen. Nach Aussetzen des Medikamentes kam es aber auch hier nach zwei Wochen wieder zum erhöhten Ausgangsniveau, so daß von einer anhaltenden Wirkung auf den Blutdruck nicht gesprochen verden kann. Der diastolische Blutdruck zeigte keine Veränderung.

Auffällig war das Verhalten der Asthmatiker, die einer Novocain- oder Tutocain-Behandlung unterzogen wurden. Hier trat in den meisten Fällen eine kurzdauernde Blutdrucksteigerung (10 bis 25 mm Hg) auf, doch reagierten auch einige Patienten mit einer vorübergehenden Erniedrigung des Blutdruckes (K r a u c h e r). Novocain- bzw. Tutocaininjektionen, die versuchsweise bei vier dekompensierten Hypertonikern gegeben wurden, zeigten einen ausgesprochenen Mißerfolg. Schon während der Injektion traten Zunahme der Zyanose und Dyspnoe auf, so daß die Injektion abgebrochen werden mußte. Später wiederholte Versuche mit Koffein oder ¼ mgr Strophanthin wurden wohl besser vertragen, doch waren die Versuche zu einer Fortsetzung dieser Therapie bei solchen Fällen nicht ermutigend, so daß eine weitere Anwendung bei Patienten mit Kreislaufinsuffizienz von mir nicht mehr versucht wurde. Ähnliche Beobachtungen wurden auch von B o s s e und R o h k r ä m e r beschrieben. Diese führen die schlechte Verträglichkeit des i. v. injizierten Novocains bei Kreislaufgeschädigten auf einen zentralen dienzephalen Angriffspunkt zurück.

Bezüglich des Kohlehydratstoffwechsels wird seit Cl. B e r n a r d, D r e s e l, L e v y u. a. in das verlängerte Mark ein einschlägiges Zentrum verlegt, dem im Nucleus paraventricularis des Hypothalamus ein zweites übergeordnet ist (A s c h n e r, L e s c h k e, E c k h a r d t u. a.). Durch Reizung dieses Zentrums, die sich nach Cl. B e r n a r d bis in das 2. Dorsalsegment fortpflanzt, wird die Erregung durch die Rami communicantes grisei auf den sympathischen Grenzstrang und durch den N. Splanchnicus maior und minor zur Leber weitergeleitet. Hier kommt es zu einem verstärkten Glykogenabbau und zur Hyperglykämie. Verstärkt wird diese Wirkung durch die gleichzeitige Vermehrung des Adrenalinspiegels im Blut, die ihrerseits ebenfalls die Hyperglykämie fördert.

Der Parasympathikus soll bei dieser Hyperglykämie keinerlei Einfluß ausüben. Nach Maeda (zit. nach Laubender) soll allen Lokalanästhetizis hyperglykämische Wirkung zukommen, die jedoch nur zum Teil durch die Resorption dieser Mittel erfolgt, da nach Unterbleiben der Operation die Hyperglykämie geringer ist (Calzoleri). Pipkorn zeigte in Versuchen an Menschen ein Ansteigen des Blutzuckerwertes um 20 bis 50 mgr% 30 bis 45 Minuten nach Injektion von 3 ccm einer 1%igen Novocainlösung. Der Maximalwert hielt sich nur etwa zehn Minuten, um dann langsam wieder zum Ausgangswert zurückzukehren, der durchschnittlich nach 60 bis 100 Minuten erreicht war. Gleichzeitig durchgeführte Harnkontrollen ließen niemals eine Glykosurie erkennen. Nach Bosse und Rohkrämer war das Verhalten des Blutzuckers uneinheitlich, doch wurde auch von ihnen ein Ansteigen des Zuckerspiegels in den ersten drei Stunden beobachtet. Diese Hyperglykämie ohne Glykosurie wird als reflektorisch, nicht endokrin bedingt angesehen, wobei diese sympathisch bedingte reflektorische Erregung sehr rasch durch die parasympathisch bedingte gegenregulatorische Insulinausschüttung ausgeglichen wird.

In den von mir angestellten Versuchen war im allgemeinen 30 Minuten nach der i. v. Injektion von 5 ccm 1%iger Novocain- und Tutocainlösung ein Blutzuckeranstieg von 20 bis 45 mgr% zu verzeichnen, der höchstens 20 Minuten anhielt, um dann im Verlaufe von 30 Minuten unter den Ausgangswert abzufallen. Bei zwei Hypertonikern trat zuerst eine kurzdauernde Senkung von 15 mgr% ein, die dann von einer wesentlich geringeren Steigung als bei anderen Fällen gefolgt war. In allen Beobachtungen war eine Senkung nach drei bis vier Stunden unter den Ausgangswert bemerkenswert. Bei einer Patientin, einer alten Asthmatikerin, war die Blutzuckersteigerung um 65 mgr% besonders hoch. Die Angaben von Bosse und Rohkrämer über ein nochmaliges Ansteigen mit einem zweiten Gipfel nach zwölf Stunden konnten von mir nicht bestätigt werden. Zu bedenken ist, daß die normale tagesrhythmische Schwankungsbreite des Blutzuckerspiegels bei der Erhöhung um 19 Uhr eine Rolle spielen dürfte, da von Beringer, Vogel u. a. festgestellt wurde, daß bei Untersuchungen der tageszeitlichen Schwankungen in der Zeit zwischen 16 und 20 Uhr bei niedrigsten Blutzuckerwerten die alimentäre Hyperglykämie gegen 19 Uhr den stärksten Anstieg zeigt, doch sind hier die Zusammenhänge noch ziemlich unübersichtlich, da die tagesrhythmischen Blutzuckerschwankungen von verschiedenen Faktoren, z. B. Tonusschwankungen des VNS, Flüssigkeitsverschiebungen im Blut und rhythmischer Leberfunktion abzuhängen scheinen. Bei zwei gesunden Probanden war überhaupt keine Veränderung des Blutzuckerspiegels zu beobachten.

Im folgenden sollen zwei typische Kurven das Verhalten des Blutzuckers nach Novocain- und Tutocain-Injektionen zeigen (Abb. 9). Auffällig war bei allen Untersuchten, daß der Blutzuckerspiegel nach Novocain nur einen kurzdauernden Gipfel aufwies, hingegen nach Tutocain ein Plateau erkennen ließ. Auch war in meinen Versuchen niemals eine Glykosurie festzustellen.

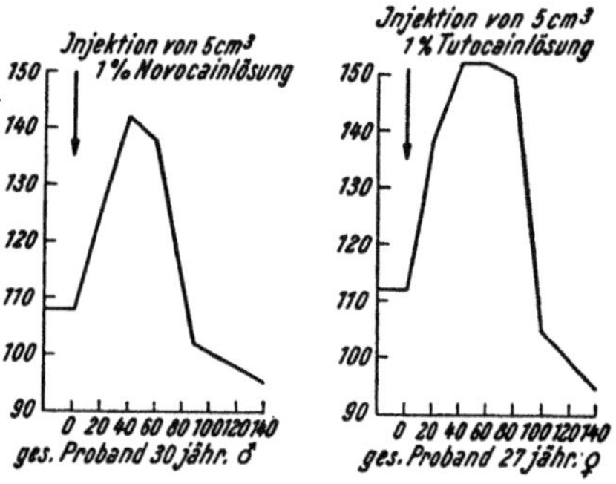

Abb. 9. Verhalten des Blutzuckers nach i. v. Injektion von je 50 mg Novocain und Tutocain.

Interessant sind Beobachtungen von Dittmar über die Beeinflussung des Blutzuckerspiegels und der Glykosurie bei Diabetikern durch Novocain. Er fand, daß Novocain „in der Lage ist, den Blutzuckerwert des Diabetikers bis zur Norm zu senken und den Urinzucker zum Verschwinden zu bringen", wobei aber der Einfluß auf den normalen Blutzuckerwert des gesunden Menschen und Kaninchens nur gering ist. John lehnt allerdings nach Versuchen an der Klinik von Katsch eine Diabetikerbehandlung durch intravenöse Novocainzufuhr als nicht geeignet zur Besserung der Kohlehydratbilanz ab. Ich möchte aber doch einige von mir beobachtete Fälle hiezu anführen. Bei sechs von mir wegen vegetativer Störungen mit je 15 bis 20 intravenösen Novocain- bzw. Tutocain-Injektionen behandelten Fällen, zum Teil schwerer Diabetiker, konnte ich bis zu drei Monaten nach der erfolgreichen Behandlung eine auffallende Blutzuckersenkung beobachten. Bei einem 56jährigen Mann, der mit 30 E Zink-Protamin-Insulin täglich einigermaßen eingestellt war, konnte ich nach der Kur das Insulin weglassen. Dabei betrug die Senkung des Blutzuckers bis 60 mgr%. Die Besserung hielt vier Monate lang an. Ich glaube nicht, daß hier eine Insulineinsparung durch forcierte Insulinausschüttung zustande kam, sondern daß die Ursache in einer zentralnervösen Einwirkung unter Verschiebung nach der parasympathischen Reaktionslage zu suchen ist. Durch Erhöhung des parasympathischen Tonus im Zusammenwirken mit Azethylcholin kann eben das Insulin als parasympathisches Hormon (Leipert) zur stärkeren Auswirkung kommen. Die Novocainwirkung führt zur Herabsetzung der adrenergischen Wirkung und zu einer verstärkten Assimilation von Glykogen unter Herabsetzung des Grundumsatzes und Sauerstoffeinsparung. Wenn auch die wenigen von mir beobachteten Fälle kein allgemeingültiges Urteil zulassen, so sind diese Ergebnisse trotzdem geeignet, auf die Wirkungsweise des Novocains einiges Licht zu werfen.

Die Blutsenkungsgeschwindigkeit nach Westergreen zeigt nach Bosse und Rohkrämer eine mäßige Beschleunigung. Althoff fand keine gesetzmäßige Beeinflussung der Blutkörperchensinkgeschwindigkeit, was ich an Kontrollen bei 224 Fällen durchaus bestätigen kann. Laufende Kontrollen an diesen 224 Fällen verschiedener Erkrankungen zeitigten bei 154 Fällen keine Veränderung, bei 51 Fällen eine mäßige Beschleunigung und bei 19 Fällen eine leichte Verlangsamung.

Die Bestimmungen des Grundumsatzes ergaben jedoch nach den gleichen Autoren keine wesentliche Alteration. An einzelnen Fällen, bei denen von mir eine Kontrolle des Grundumsatzes vor und nach der Novocainbehandlung vorgenommen wurde, ließ auffälligerweise bei erhöhten Ausgangswerten eine Senkung des Grundumsatzes bis zu 20 % erkennen, doch fehlen hier noch systematische Untersuchungen.

Die Serum-Eiweißwerte sanken nach den Versuchsergebnissen von Bosse und Rohkrämer im Laufe des Tages meist um ca. 1 mgr% unter die Ausgangslage. Im Gegensatz hiezu fand Althoff sowohl nach intramuskulärer als auch nach intravenöser Injektion in der Mehrzahl der Fälle ein Ansteigen des Albumins und des Gesamteiweißes, weniger der Globuline. Die Steigerung schwankte nach i. v. Injektion zwischen 78 % und 3 %, nach i. m. Injektion zwischen 46 % und —10 %. Analog war das Verhalten des Albumins (124 % bis 2 % : 170 % bis —2 %) und der Globuline (0 bis 48 % : 41 % bis —37 %). Eine Gesetzmäßigkeit, die die Steuerung und Bildung der Bluteiweißkörper beeinflußt, ist derzeit noch nicht bekannt.

Die Angaben über die Aziditätswerte im Magen nach i. v. Novocain-Injektionen sind durchaus nicht einheitlich, es wird sowohl über Ansteigen, aber auch über Senkungen berichtet. In eigenen Versuchen war eine Senkung nur bei überhöhten Ausgangswerten festzustellen.

Untersuchungen über das Verhalten des roten und weißen Blutbildes nach i. v. Injektionen von Novocain ergaben keine wesentliche Beeinflussung des roten Blutbildes und des Hämoglobingehaltes (Bosse und Rohkrämer, Dittmar, Pipkorn, Kraucher u. a.). Hingegen sind die Angaben über Veränderungen des weißen Blutbildes zum Teil erheblich verschieden. Rohkrämer und Bosse beschreiben eine sogenannte „typische Novocainreaktion", der sie ein abwegiges Verhalten bei Trägern einer fixierten Hypertonie und bei traumatisch Hirngeschädigten gegenüberstellen. Nach diesen Autoren ist für Novocaineffekt typisch: kurzdauerndes Absinken der Gesamtleukozytenzahl — im Durchschnitt von 2000 bis 3000 pro cmm, wobei sich das Differentialblutbild nicht verändert. Schon nach zwei bis drei Stunden setzte ein allmähliches Ansteigen der Gesamtleukozytenzahl ein. Der Höhepunkt dieser Gesamtleukozytose wurde durchschnittlich nach fünf bis zwölf Stunden erreicht. Dabei kam es zu einer ausgesprochenen Linksverschiebung „unter sprunghaftem Anstieg der Stabkernigen". Auch Jugendformen und toxische Granulierung konnte beobachtet werden. Auffällig war eine relative, aber auch absolute Lymphopenie mit Verschwinden der kleinen Lymphozyten, während „große, blaßgefärbte Lymphozyten mit breitem Plasmasaum und lockerem Kerne" auftraten. Monozyten und basophile Zellen zeigten keine zahlenmäßige Veränderung, jedoch ließen die Eosinophilen eine deutliche Veränderung erkennen. Nach 24 Stunden war in den meisten Fällen eine Normalisierung des Blutbildes eingetreten. In atypischen Fällen blieb der dem initialen Absinken folgende Anstieg der Leukozyten aus, ebenso veränderte sich das Differentialblutbild kaum. Aber auch verstärkte Reaktionen bei Hirntraumatikern mit Gesamtleukozytose von 32 000 mit 40%igem Anstieg der Stabkernigen konnten beobachtet werden. Von Pipkorn wurde im allgemeinen bereits 20 Minuten nach der Injektion von 3 ccm einer 1%igen Novocain-Lösung ein Ansteigen der Leukozyten um 2000 bis 5000 gesehen. Der maximale Anstiegswert wurde nach 120 Minuten festgestellt. Ich selbst konnte bei laufenden Kontrollen des Blutbildes meiner mit Tutocain behandelten Asthmatiker eine Verminderung der Gesamtleukozyten und Vermehrung der Eosinophilen nach vier Stunden verzeichnen. Dieser mäßige Rückgang der Gesamtleukozytenzahlen, besonders der granulierten mit relativer Lymphozytose, trat fast stets am Ende der Tutocainkur ein.

Weitere Untersuchungen über das Verhalten der Leukozytenwerte nach i. v. Injektionen von Novocain und Tutocain erbrachten bei meinen sechs gesunden Probanden ein mäßiges Absinken der Gesamtleukozyten mit relativer Lymphozytose und Verminderung der Granulozyten nach etwa 30 bis 60 Minuten. Diesem Absinken folgte stets ein mehr oder weniger ausgeprägter Anstieg der

Tabelle 1.

Gesamtleukozyten	7200	6400	6700	7200	7800	8400	8900	9500	9900	7500
Polymorph %	65	60	68	72	72	75	78	80	81	66
Stabkernige %	2	2	4	5	7	7	9	9	9	2
Eosinophilen %	3	3	3	2	3	2	2	2	2	2
Lymphozyten %	25	27	22	18	16	15	12	9	6	26
	0	1/2h p.i.	1h p.i.	2h p.i.	3h p.i.	4h p.i.	5h p.i.	6h p.i.	7h p.i.	24h p.i.

Gesamtleukozyten und Granulozyten bei relativer und absoluter Lymphopenie im Durchschnitt bis zur fünften Stunde. Nach 12 bis 24 Stunden war eine Normalisierung des Blutbildes eingetreten. Lediglich bei Patienten mit ausgesprochener vegetativer Labilität erfolgte fast immer ein leichter Anstieg der Eosinophilen. Tab. 1 zeigt den typischen Verlauf des Differentialblutbildes bei Gesunden nach i. v. Injektionen von 5 ccm einer $1^{0}/_{0}$igen Novocainlösung. Interessant war die Tatsache, daß nach wiederholten Injektionen während der Behandlung in den meisten Fällen die anfänglich deutlichen Novocainreaktionen langsam abflauten und endlich ganz ausblieben. In Fällen aber, die schon bei den ersten Injektionen mit besonders starkem Unbehagen, Schwindel, Kopfschmerzen und Brechreiz reagierten, waren die „typischen Novocainreaktionen" verstärkt zu beobachten. Bei vier Fällen wurde daraufhin die Behandlung abgebrochen.

Die initiale Verminderung der Gesamtleukozyten und der Granulozyten bei relativer Lymphozytose dürfte vorwiegend als peripher bedingte Verteilungsleukopenie aufzufassen sein, die anschließende Vermehrung der Leukozyten mit Linksverschiebung und Lymphopenie einer echten Produktionsleukozytose durch Reizung des Knochenmarks (Bosse und Rohkrämer) entsprechen. Nach diesen Autoren ist die Novocainleukozytose übertragbar.

Diesen Beobachtungen stehen die Angaben Althoffs gegenüber, der nach intramuskulärer und intravenöser Novocainzufuhr ebenfalls in den meisten Fällen einen Anstieg der Gesamtleukozyten sah. Bei seinen Untersuchungen blieb jedoch die Vermehrung der Granulozyten bei relativer Lymphozytose aus. Diese Leukozytenvermehrung wird daher von ihm nur auf Verteilungsänderung, nicht aber auf echte Knochenmarksreizung zurückgeführt.

Die während oder nach der langsam vorgenommenen i. v. Injektion von Novocain oder Tutocain in mehr oder weniger ausgeprägtem Maße zu beobachtenden Begleitsymptome, wie leichte Schwindelzustände, Trockenheit im Hals, Schweißausbrüche, Übelkeiten, Abnehmen der Tränensekretion und gelegentliche Mydriasis, werden als Reiz auf das oberste Halsganglion des Grenzstranges aufgefaßt (Voelkel).

Die Stärke der Novocainreaktion hängt nach tierexperimentellen Ergebnissen (Preuss) und auch nach den bis jetzt bekannten klinischen Erfahrungen von der vegetativen Ausgangslage ab, in der sich der Patient befindet (Heim u. a.). Vegetative Dystoniker, sowohl Sympathikotoniker als auch die selteneren Vagotoniker, sind empfindlicher und zeigen besonders das Symptom, das durch Vermittlung des obersten Halsganglions zustande kommt, besonders ausgeprägt.

Ferner sind die Einströmungsgeschwindigkeit sowie die Dosis von ausschlaggebender Bedeutung für diese Reaktionen. Für den Erfolg der Behandlung mit intravenösen Novocaingaben ist dies jedoch wenig wichtig.

Bereits von Fröhlich und Löwi wurde dem Kokain eine sensibilisierende Wirkung für Adrenalin zugesprochen. Nach Taubmann und Jung, die die Giftigkeit einer 1%igen Novocainlösung mit den im Handel befindlichen Novocain-Suprarenin-gemischen in Versuchen an Kaninchen verglichen, ist diese Kombination doppelt so giftig wie Novocain allein. Wie fast übereinstimmend von allen Autoren gefunden wurde, betrifft diese Toxizitätssteigerung des Novocains und Tutocains das Adrenalin (Eichholtz, Hoppe, Keil und Rühling, Langecker, Laubender, Wiemann). Nach Althoff, Rohkrämer u. a. handelt es sich um eine Sensibilisierung der sympathischen Anteile des vegetativen Nervensystems für Adrenalin.

Tabelle 2.

Serum allein		Zu 0,5 ccm Serum 0,1 ccm $1^0/_0$iger Lösung von Tuto- und Novocain; nach Stehenlassen über Nacht normal verarbeitet	
am 1. Tag	am nächsten Tag	Tutocain	Novocain
0,90	0,70	0,20	0,66
0,70	—	0,12	0,55
		Bereits nach 1 Stunde weiterverarbeitet	
0,80	0,93 } nach 3 Tagen	0,16	0,77
0,80	0,91 } nach 3 Tagen	0,25	0,73
am 2. Tag		statt 0,1 ccm nur 0,05 ccm Tuto- und Novocainlösung	
0,70	0,78	0,15	0,60
0,70	0,86	0,20	0,66
0,60	0,66	0,20	0,62
0,77	0,77	0,26	0,73
0,77	0,70	0,20	0,66
0,45	0,46	0,15	0,53
0,75	—	0,26	0,73
0,60	—	0,20	0,53
0,67	—	0,20	0,53

Wahrscheinlich ist eine Beeinflussung der Aminooxydase-Aktivität durch Novocain anzunehmen, ähnlich der Hemmung der Cholinesterase (Ammon und Zipf, Ferrari, Payot u. a.). Novocain entfaltet zweifellos eine allgemeine fermenthemmende Wirkung sowohl auf Cholinesterase als auch auf die Aminooxydase und beeinflußt so den Regulationsablauf des vegetativen Systems. Unsicher ist es, wieweit die Reizwirkung des Novocains nur auf die übergeordneten Zentren im Mittelhirn zu beziehen ist, da gerade das Syndrom des Ganglion cervicale supremum auch auf periphere ganglionäre Reizwirkung hinzuweisen scheint. Überdies ist auch die Möglichkeit eines Angriffspunktes an den peripheren Nervenendigungen noch nicht hinreichend geklärt.

Bestimmungen der Hemmung der Cholinesterase-Aktivität, die Dr. L. Hauenschield über meine Veranlassung durchführte, ergaben eine Verminderung der Ch. E. nach Novocain nur in geringem Ausmaß. Bemerkenswert war aber eine starke Verminderung nach Zusatz von Tutocain. In Tab. 2 sind die Ergebnisse kurz zusammengefaßt.

Es scheint also durch Novocain und das noch stärker wirkende Tutocain durch Hemmung der Ch. E. zu einer Verschiebung nach der parasympathischen Reaktionslage zu kommen. Wie weit aber in vivo noch gegenregulatorische Ausgleichsbewegungen eine Rolle spielen, ist noch durchaus undurchsichtig. Auffallend ist jedenfalls die stärkere Senkung des Blutzuckerspiegels nach Tutocain, wie bereits festgestellt wurde.

Nach Eichholtz hat die intravenöse Injektion von Novocain bei weißen Ratten „eine beträchlich verminderte Kapillarbrüchigkeit zur Folge“. Er bringt damit die antiphlogistische Wirkung des Novocains in Beziehung zur Rutingruppe (Muschaweck), zu den Kalziumsalzen (Fleckenstein), zu den Nebennierenrindenhormonen, den Thiosemikarbazonen, den Herzglykosiden und den Antihistaminizis (Halpern, State und Wangenheim, Breton und Guidoux u. a.).

IV. Allgemeine Grundsätze der Technik intravenöser Injektionen von Novocainkörpern.

Nach Angaben von Ameuille wird durch Morphium die Toleranz gegenüber Novocain erheblich herabgesetzt, so daß nach einer Morphiumgabe keine intravenöse Novocaininjektion gemacht werden soll.

Seit einem Jahrzehnt steht die intravenöse Anwendung der Novocainkörper mit ihren wechselnden Erfolgen im Vordergrund der medizinischen Weltliteratur. Besonders was die Dosierung anlangt, wird immer wieder über Zwischenfälle berichtet. Schon vor der intravenösen Anwendung wurden wiederholt Berichte über Zwischenfälle bei der Lokalanästhesie mitgeteilt; eine kritische Betrachtung über diese in der Literatur angeführten Fälle wurde von Cremerius und Curshmann angestellt. Diese Zwischenfälle betreffen aber stets nur Fälle, bei denen Novocain und gleichzeitig Adrenalin (Suprarenin) zur Anwendung gekommen waren. Mit den angezeichneten Untersuchungen über die Toxizitätssteigerung der Lokalanästhetika durch Adrenalin von Rohkrämer dürften diese Zwischenfälle, die lediglich auf die gleichzeitige Anwendung von Adrenalin und Novocain zurückzuführen sind, hinlänglich geklärt sein und damit die zweifellose Überwertung der Gefährlichkeit der intravenösen Novocain-Anwendung ihr Ende gefunden haben. Fest steht, daß „die Anwendung intravenöser Novocain-Injektionen eine gleichzeitige oder kurz aufeinanderfolgende Adrenalinmedikation und umgekehrt ausschließt" (Rohkrämer). Ich selbst habe nach Erfahrung mit über 11000 i. v. Novocain- und Tutocain-Injektionen bei strikter Indikationsstellung und vorsichtigem Vorgehen niemals einen Zwischenfall erlebt. Beobachtungen Ameuilles über epileptiforme Krisen nach Injektion von Novocain, die er selbst auf zu rasche Einflußgeschwindigkeit zurückführt, konnte ich bei Einhaltung meiner Angaben niemals beobachten.

Es ist selbstverständlich, daß die Injektionen unter den allgemeinen Gesichtspunkten der Asepsis vor sich gehen müssen. Es genügt im allgemeinen eine 5- bis 10-ccm-Rekordspritze, die ausgekocht sein soll. Alkoholspritzen eignen sich wegen gelegentlicher Niederschlagsbildungen weniger. Verwendung finden am besten die gebrauchsfertigen Novocain- oder Tutocainlösungen „Bayer". Man kann sich auch bei größerem Verbrauch die Lösungen mittels Aqu. bidest. oder Dilutal selbst herstellen, doch empfiehlt es sich, diese selbstangefertigten Lösungen noch am selben Tage zu verbrauchen. Sehr gut vertragen wird das Asthmocain (Pharmachemie Hall), eine 1%ige Lösung von p-Aminobenzoyl-Diäthylaminoäthanol-Chlorhydrat, Hypophysenhormon (Vasopressin) und Koffein, die in sterilen Ampullen zu 5 ccm im Handel sind, oder ein bis zwei Ampullen Impletol (Bayer).

Die Injektionen sollen langsam erfolgen, am besten 1 ccm pro 1/2 Minute, bei Vasolabilen eventuell im Liegen, um mögliche Schockwirkungen zu vermeiden. Da die langsame kontinuierliche Injektion erfahrungsgemäß praktisch nur sehr schwer durchführbar ist (Hildebrandt und Marquardt), so kann auch die Injektion in langsamen, kleinen, nicht zu rasch aufeinanderfolgenden Stößen erfolgen, doch soll immerhin für 5 ccm Injektionsflüssigkeit ein Zeitraum von 2 1/2 Minuten eingehalten werden. Die älteren Angaben über langsamere Injektionsdauer (1 ccm/1 min) kann bei Einhaltung der Gesamtdosis von 5 ccm erfahrungsgemäß als überholt gelten. Als Anfangsdosis ist für die erste Injektion gleichsam als Testdosis für die Verträglichkeit 2 bis 3 ccm Novocain bzw. Tutocain oder $^1/_2$ bis 1 Ampulle Impletol am geeignetsten. Als weitere Dosis genügt im allgemeinen 5 ccm pro Injektion. Die früher von einzelnen Autoren und auch von mir angegebenen höheren Dosierungen (8 bis 12 ccm und mehr) sind auf Grund meiner Erfahrung an über 1000 Erkrankten im Zeitraum von sechs Jahren als überflüssig und unnötig zu bezeichnen, da die optimale Dosis erfahrungsgemäß mit 5 ccm erreicht wird. Lediglich in Fällen von akuten bronchialasthmatischen Anfällen kann manchmal eine Dosis bis zu 10 ccm erforderlich werden, doch ist es auch hier zweckmäßiger, wenn die erste Injektion nicht zu voller Beruhigung geführt hat, dieser nach einer Stunde eine zweite zu 5 ccm folgen zu lassen.

Bei manchen Patienten kommt es zu einem leichten, nur kurzdauernden Schwindelgefühl und Erblassen des Gesichtes. Es ist vorteilhaft, den Patienten darauf aufmerksam zu machen und ihn nach der Injektion noch etwa zehn Minuten im Warteraum zu lassen. Die Injektionen können durchaus ohne Gefahr ambulant durchgeführt werden. Komplikationen wie Thrombosierungen usw. kamen nie zur Beobachtung.

Was die zeitliche Aufeinanderfolge und die Anzahl der Injektionen anlangt, so können hier keine allgemeingültigen Regeln aufgestellt werden. Meist genügen 10 bis 15 Injektionen für eine Kur, doch sind auch manchmal bis zur Erreichung eines Dauererfolges bis zu 25 Einspritzungen notwendig. Die Injektionen gibt man am besten in der ersten Woche jeden Tag, in der zweiten und dritten Woche je drei Injektionen und dann weiter zwei Injektionen pro Woche. Auf die Möglichkeit der Verwendung zusätzlicher Medikamente, wie Tonophosphan, B_1-Vitamin und Kalzium, soll in den einzelnen Spezialkapiteln näher eingegangen werden.

Eine Beschränkung auf ein gewisses Lebensalter besteht nicht, nur ist es ratsam, bei Kindern bis zu zehn Jahren nur 1 ccm per inj. zu verabfolgen. Besonders alte Leute vertragen die Injektionen ausgezeichnet, die älteste, von mir behandelte Patientin war 79 Jahre alt. Relativ kontraindiziert ist die intravenöse Novocain- und Tutocainbehandlung bei Patienten mit Zeichen von Dekompensation von Seiten des Herzens und Kreislaufes, jedoch sprechen dekompensierte alte Emphysembronchitiker auf die Kombination Novocain-Kalzium-Strophantin ausgezeichnet an. Warum oft gerade ältere Leute auf die intravenöse Novocain-Injektion besonders gut ansprechen, ist durchaus nicht eindeutig erklärbar, eine Beobachtung, auf die schon Fenz bei Anwendung der Novocain-Infiltrationen verweist. Er nimmt an, daß der ältere, verbrauchte Mensch überhaupt eine herabgesetzte Schmerzfähigkeit in „psychischer wie in physischer Hinsicht“ besitzt. Eine Erklärung, die wohl nicht ganz widerspruchslos hingenommen werden kann, da oft gerade alte Leute sehr über quälende und anhaltende Schmerzen klagen.

V. Klinische Ergebnisse und Anwendungsgebiete.

1. Die vegetativen Betriebsstörungen.

In den letzten Jahren häufen sich in zunehmendem Maße die Berichte über Krankheitsbilder, die als Betriebsstörungen des vegetativen Systems, einschließlich der Hormondrüsen, aufgefaßt werden.

Im Vordergrund der Beschwerden stehen sowohl Herz- und Kreislaufstörungen sowie Magen-Darmsymptome; aber auch Schwächezustände, Depressionen und Dysmenorrhöo bei Frauen und Potenzstörungen bei Männern kommen vor. Sehr häufig wechseln die einzelnen Symptome bei ein und demselben Kranken im Verlauf eines gewissen Zeitraumes, so daß diese Patienten oft eine lange Zeit als Hysteriker oder Neurastheniker behandelt werden. Dazu kommt noch, daß dieser Fülle von Beschwerden oft nur geringe oder gar keine objektiv faßbaren Symptome entgegenzuhalten sind.

Die Kranken klagen über Schweißausbrüche, die manchmal an bestimmten Körperstellen lokalisiert sind, oft aber den ganzen Körper betreffen, ferner über Würgegefühl am Hals, kalte Hände und Füße und Akroparästhesien. Die Schmerzen treten an verschiedenen Körperstellen auf und können oft mit wechselnden Lokalisationen wochenlang andauern. Diese treten vorzugsweise an den Armen, aber auch an den Beinen, seltener an den Händen auf. Die Kranken geben an, daß sie Kribbeln, Ameisenlaufen, Zittern, brennende oder stechende Schmerzen verspüren. Die Arme oder Beine werden eigenartig schwer, so daß manche Bewegungen nur mit Mühe ausgeführt werden können. Von einzelnen Patienten werden nur die Gelenke oder Ansätze der Muskeln und die Haut als schmerzhaft angegeben. Die Intensität dieser Schmerzen unterliegt starken Schwankungen, nicht nur bei verschiedenen Kranken, sondern auch im Verlaufe der Erkrankung bei ein und demselben Individuum. Stets aber werden die Schmerzen als überaus lästig und quälend empfunden, rauben besonders häufig die Nachtruhe, so daß eine quälende Schlaflosigkeit bei großem Schlafbedürfnis besteht.

Sehr häufig sind Klagen über andauernde Kopfschmerzen, die bald mehr die Gegend der Stirne, bald das Hinterhaupt betreffen. Oft tritt der Kopfschmerz diffus auf, ohne daß die Erkrankten eine bestimmte Lokalisation angeben können, sehr häufig aber treten diese Kopfschmerzen halbseitig, migräneartig auf. Nicht selten besteht eine Antriebslosigkeit gegenüber den Anforderungen des täglichen Lebens, eine psychische Labilität mit Neigung zu depressiven Zuständen und unmotivierten Weinanfällen. Störungen der Magen-Darmfunktion, Verstopfungen, aber auch Neigung zu Durchfällen, mangelnde Appetenz und Brechreiz, die in der Folge zu weiterer Gewichtsabnahme führen, lassen manchmal den Verdacht einer schweren, organisch bedingten Erkrankung aufkommen. Zu den häufigsten Klagen gehören Herzklopfen, Pulsunregelmäßigkeiten, Beklemmungen, ziehende und drückende Schmerzen von kürzerer oder längerer Dauer in der Gegend des Brustbeines und links neben diesem oder in der Gegend der Herzspitze, weniger in der linken Schulter und im Arm. Aber auch Kurzatmigkeit und Leistungsminderung sowie unklare Angstzustände, die sich bis zu einer gewissen Agoraphobie steigern können, sind keineswegs selten. Auch geben diese Patienten an, daß die Finger weiß werden und „absterben" und eine rötlichweiße Marmorierung des Handrückens, bisweilen auch Schwellung auftritt. Auf diese Beschwerden von seiten des Herz-Kreislaufsystems soll noch später weiter eingegangen werden.

Die Ergebnisse der internen und neurologischen Untersuchungen sind in diesen Fällen fast ausnahmslos wenig befriedigend. Lediglich eine gesteigerte Dermographie, Lid- und Fingertremor, manchmal auch Lidflattern sowie gesteigerte Reflexerregbarkeit können gefunden werden. Gröbere Störungen der motorischen und sensiblen Nerven sind keinesfalls vorhanden. Gelegentlich kann man H e a d sche Zonen und M a c k e n z i e sche Druckpunkte sowie eine leichte Hypästhesie in den von den Parästhesien befallenen Gebieten finden. Diese Ausfallsbezirke entsprechen jedoch niemals den Ausbreitungsgebieten der peripheren Spinalnerven.

Die Röntgenuntersuchung des Magen-Duodenums sowie des Darmes zeigen meist Hypotonien, doch können auch spastische Zustände vorhanden sein bzw. alternieren. Lungen und Herz sind meist röntgenologisch ohne besonderen pathologischen Befund. Die elektrokardiographischen Kurven sind meist normal oder zeigen nur geringe Zeichen im Sinne eines erhöhten vegetativen Tonus des Herzens; manchmal kommen aber auch leichte Abflachungen der Nachschwankung in einer oder mehreren Ableitungen oder leichte Depression des Zwischenstückes, gelegentlich auch Verlängerung der AV-Zeit zu Beobachtung. Auf diese Kurven, die keinesfalls als Zeichen einer Koronarinsuffizienz zu werten sind, wird später noch zurückzukommen sein.

Untersuchungen des Blutdruckes erbringen sehr häufig hypotonische Werte, öfter auch hypotonische Kreislaufregulationen (S c h e l l o n g). Besonders im Aufstehelektrokardiogramm sind deutliche Veränderungen zu erkennen, die auf die Betriebsstörung im vegetativen System hinweisen (K i e n l e, S c h a u f l e r u. a.). Aber auch normale Blutdruckwerte, ja selbst erhöhte sind durchaus nicht so selten zu finden.

Tabelle 3.

Anzahl der Patienten	Verkürzt	Normal	Verlängert
458	6	170	282

Bestimmungen des Blutzuckers, Grundumsatzes und des Eiweißgehaltes ergaben fast stets normale Resultate, ebenso sind die Werte der Kadmiumprobe (W u h r m a n n), G r o ß schen Probe und des T a k a t a normal. Etwas anders verhält sich die W e l t m a n n sche Hitzekoagulation. Schon B i r k m a y e r und H u b e r fanden bei Untersuchungen an hirnverletzten Patienten bei fibrösen Narbenbildungen eine Verlängerung des W e l t m a n n bandes, während sie bei akut-entzündlichen oder nekrotischen Prozessen eine Verkürzung feststellen konnten. Systematische Untersuchungen an 458 Patienten, die über die angeführten Beschwerden klagten, ergaben in 61 % der Fälle eine Verlängerung des Koagulationsbandes.

Keine wesentlichen Veränderungen zeigt auch das morphologische Blutbild. Bestimmungen des Rest-N, Serumcholesterins und der Cholinesteraseaktivität ergeben meist normale Befunde. Sehr häufig ist eine mäßige Erhöhung der Ruhegrundumsatzwerte zu finden, wobei in zahlreichen Fällen langsamer Puls beobachtet werden kann. Erst Belastungsversuch (Adrenalin- und Insulinbelastung, Bestimmung der spezifisch-dynamischen Eiweißwirkung, Staub-Traugottscher Versuch, Kreislauffunktionsprüfungen usw.) lassen in den meisten Fällen die Betriebsstörung erkennen.

Besonders die funktionellen Störungen von Seiten des Kreislaufes, wie Beklemmungen, Kurzatmigkeit usw., die manchmal erst nach Belastungen auftreten, aber auch die häufigen Klagen über Schmerzen in der Magengegend, Kopfschmerzen, Gliederschmerzen und zuletzt ausgesprochen stenokardische Beschwerden führten Hochrein und Schleicher dazu, diese vegetativen Symptome unter der Bezeichnung der „Neurozirkulatorischen Dystonie" (NZD) zusammenzufassen. Diese Autoren konnten zeigen, daß diese Symptome, die man früher mangels hinreichender morphologischer Unterlagen einfach als „Neurasthenie" bezeichnete, durchaus als ernst zu nehmende Erkrankungen aufzufassen sind. Als Ursache der NZD wird eine Fehlsteuerung des peripheren Kreislaufes angenommen. Daß eine dauernde Fehlleistung einzelner oder mehrerer Organe später zu „organischen Erkrankungen" führen kann, liegt auf der Hand, wir werden später noch darauf zurückkommen.

Tab. 4, die einer Arbeit von Hochrein und Schleicher entnommen ist, zeigt deutlich das Verhältnis zwischen funktioneller Störung und folgenden „organischen" Veränderungen, sie weist auf die enorme Bedeutung der Erkennung vegetativer Betriebsstörungen hin.

Von Kunze wurde an der Groteschen Klinik auf Grund eines Untersuchungsverfahrens im ansteigenden Wasserbade eine Regulationsprüfung des Kreislaufes ausgearbeitet, die näheren Einblick in die Kreislaufdynamik ermöglicht. Die Versuchsperson wird dabei in ein Halb- oder Vollbad bei einer Temperatur von 38° gesetzt, und allmählich im Laufe von 40 Minuten wird diese auf 42 bis 44° gesteigert. Es wird nun in Abständen von zwei Minuten Puls, systolischer und diastolischer Blutdruck, Körpertemperatur und Atmungsfrequenz gemessen und in einer Kurve eingetragen. Aus dem Verhalten besonders des systolischen und diastolischen Blutdruckes wird auf die Leistungsfähigkeit des Kreislaufes geschlossen.

Dabei wurden drei Regulationstufen beschrieben. In der

1. Stufe beobachtet man nur eine geringe Zunahme der Pulsfrequenz, Anstieg des systolischen und Abfall des diastolische Druckes; es handelt sich also

um „Mobilisierung der Blutdepots und initiale Änderung innerhalb der Blutverteilungsgebiete“. Im

2. Stadium kommt es zu einer Steigerung des diastolischen Blutdruckes. Diesen Vorgängen liegt eine Variabilität der diastolischen Spannungsverhältnisse des Herzgefäßapparates zugrunde und dient sowohl der Aufnahme der in

Tab. 4. Neurozirkulatorische Dystonie.
(Nach Hochrein und Schleicher.)

Funktionelle Störungen	Subjektive Beschwerden	Organische Veränderungen	Organ-Insuffizienz
(häufig erst nach Belastung auftretend)	(bei gleichzeitiger Senkung der Reizschwelle des sensiblen Nervensystems)		(Einschränkung der Leistungsbreite durch funktionelle Schädigung)
Koronarinsuffizienz	Angina pectoris	Myokard-Mikronekrose Myodegeneratio Myokardinfarkt	Herzschwäche Herztod
zerebrale Durchblutungsstörungen	Kopfschmerzen Migräne	zerebrale Blutungen	Gedächtnisschwäche Ohnmacht Schwindel zerebrale Ausfälle
pulmonale Durchblutungsstörungen	Beklemmungsgefühl Kurzatmigkeit	Bronchitis Emphysem	Dyspnoe Orthopnoe Asthma Lungenödem
Claudicatio intermittens	Gliederschmerz	Gangrän	Bewegungsbehinderung
gastritische Durchblutungsinsuffizienz	Magenschmerz	Ulcus pepticum Gastritis	Motilitäts- und Sekretionsstörung des Magens

den Kreislauf geworfenen Blutmenge als auch der Herstellung eines günstigen Strömungsgefälles zwischen Herz und Peripherie. In diesen zwei Phasen wird vom Herz-Kreislaufsystem im wesentlichen Volumsarbeit geleistet. In der

3. Stufe kommt es zu einer Pulsfrequenzzunahme und kräftigem systolischen Blutdruckanstieg. Das Verhältnis zwischen systolischem Blutdruck und Frequenz des Pulses ist in der Regel 2 : 1. Sie ist gekennzeichnet durch hohe Druckleistung und intensive Beschleunigung der Blutströmungsgeschwindigkeit, die durch Venenpunktion in den einzelnen Stufen ersichtlich gemacht werden

kann. In den Phasen I und II ist die Farbe des Blutes blaurot und das Blut fließt kontinuierlich, in Phase III wird das Blut zunehmend hellrot und es pulsiert synchron mit dem Arterienpuls. Diese Änderung wird auf Öffnung der arteriovenösen Kurzschlüsse zurückgeführt (K u n z e).

Aus dem Verhalten der Stufenfolge wird auf Leistungshöhe und auch Leistungsform geschlossen. Es gibt hier vier verschiedene Möglichkeiten der abnormalen Regulation:

1. Regulationsstufe II wird zu lange beibehalten.
2. Regulationsstufe II unterbleibt und Phase III setzt verfrüht ein.
3. Sämtliche Regulationsstufen sind gekennzeichnet durch hemmungslose Einschaltung der einzelnen Regulationsstufen und höhere Reizbarkeit des Regulationsablaufes. Bei diesem Regulationsablauf kommt es zu einem Mißverhältnis zwischen Belastungsanforderung und Einsatz des Regulationsgetriebes. Diese Form findet sich sehr häufig bei den vegetativ Stigmatisierten im Sinne von v. B e r g m a n n.
4. Das Regulationsbild ist auffallend starr und unbeweglich. Es besteht eine Monotonie der Kreislaufregulation.

S t ö r u n g e n, d i e s i c h n a c h e i n e r g e w i s s e n Z e i t a l s F o l g e e i n s e i t i g e r S p a n n u n g s v e r h ä l t n i s s e i n e i n z e l n e n K r e i s l a u f a b s c h n i t t e n h e r a u s b i l d e n u n d z u U m s c h a l t u n g i n n e r h a l b d e s V e g e t a t i v u m s e i n s c h l i e ß l i c h d e r H ä m o d y n a m i k f ü h r e n, w u r d e n a l s v e g e t a t i v e D y s t o n i e b e z e i c h n e t.

Die Wichtigkeit eines gestörten Kreislaufgleichgewichts geht aus der Tatsache hervor, daß einerseits einseitige volumtypische Leistung (Stufe I und II) durch Schonung des durchbluteten Organgebietes nach einer gewissen Zeit zu mangelhafter Organübung und hypoplastischer Organentwicklung führen muß. Anderseits kommt es bei drucktypischer Regulationslage und dadurch bedingten günstigeren Durchblutungsverhältnissen in dem versorgten Teilgebiet zur Ausbildung kräftigerer Kapillarisierungsverhältnisse und zu einer nachfolgenden Hyperplasie des Gewebes; dies hat aber durch dauernde Überbeanspruchung der Gefäßwandung infolge fehlender Erholungsphasen allmählich einen Substanzverlust des spezifischen Gewebes und einen Ersatz durch Bindegewebe und Kalksalz zur Folge.

Bei der großen Bedeutung des Herz-Kreislaufsystems als Betriebsstück des VS für den Ablauf aller organischen Lebensvorgänge wird sich eine gestörte Hämodynamik infolge Abhängigkeit der übrigen Organe als Umlagerung im vegetativen Gesamtsystem (nach K r a u s) auswirken.

In jüngerer Zeit wurde von H o c h r e i n und S c h l e i c h e r auch für ein gar nicht so selten zu beobachtendes Krankheitsbild, das gekennzeichnet ist durch Dyspnoe mit leichter Zyanose, Herzklopfen mit Beklemmungen und „Schnappen" nach Luft, die Bezeichnung „pulmonale Dystonie" eingeführt.

Sowohl die Untersuchungen des Blutes als auch der Kreislauf- und Atemfunktion mit den klinisch üblichen Untersuchungsmethoden gaben keine wesentlichen pathologischen Befunde. Lediglich im EKG sind geringe Veränderungen, wie leichte Senkung und muldenförmige Deformation des Zwischenstückes in II und III, vor allem nach Kreislaufbelastungen, und radiologisch ein in die „Herztaille" vorspringender Pulmonalisbogen bei steilgestelltem Herzen zu sehen.

Auf Grund physiologischer Studien der beiden Autoren besteht das pulmonale Gefäßsystem aus zwei Teilen:

1. das alveolare Kapillarsystem, in das die Alveolen wie in einem Staubecken eingetaucht sind, und

2. die arterio-venösen Anastomosen, gewissermaßen als Kurzschlußsystem. Diese arterio-venösen Anastomosen wurden von v. Hayeck bereits feingeweblich mit zahlreichen Bildern belegt.

Zur Erklärung dieses durch Fehlsteuerung entstandenen Krankheitsbildes wurde folgende Theorie aufgestellt, doch muß zu deren Erklärung auf die Physiologie des Lungenkreislaufes eingegangen werden.

Die Durchblutung der gesamten Lunge erfolgt in erster Linie durch die Druckdifferenz zwischen rechtem Ventrikel und linken Vorhof, wobei die Atmung als fördernder Faktor eine große Rolle spielt. Durch Steigerung des intrapulmonalen Druckes wird der Einstrom des Blutes gehemmt und das Blut aus der Lunge herausgepreßt, während die Senkung des intrapulmonalen Druckes bei der Einatmung die Einströmung begünstigt. Überdies ist die Blutfüllung der Lungen von mechanischen, chemischen und hormonalen Faktoren abhängig, über deren Bedeutung aber nicht viel bekannt ist. Besonders wichtig sind die Reize, die auf reflektorischem Wege vom Vagus und Sympathikus ausgehen, um durch entsprechende Tonusschwankungen im VNS die Blutverteilung im alveolären bzw. arteriovenösen Kapillarsystem einzustellen. Eine besondere Bedeutung kommt hier den nervösen Drosselvorrichtungen im pulmonalen System zu (Hochrein und Schleicher).

Es unterliegt also zweifellos die Blutverteilung im Lungenkreislauf einer Steuerung durch das vegetative System. Störungen, die durch zentrale Fehlsteuerungen hervorgerufen werden, bewirken, daß die Lunge vorwiegend im Kurzschluß über die arteriovenösen Anastomosen durchblutet wird, dem alveolären Kapillarsystem aber nur eine ungenügende Blutversorgung zur Verfügung steht (Abb. 10).

Nach Kunze, dessen Ansicht ich vollinhaltlich beipflichte,

sind jedoch die Begriffe „Neurozirkulatorische Dystonie" und „Pulmonale Dystonie" durch Herausstellung des organpathologischen Bildes nicht umfassend genug, um das dynamische Geschehen innerhalb des Organismus zu erklären, denn der vegetativen Dysfunktion liegt ja eine Verstimmung oder Disharmonie der ökonomischen Ordnung d e s g e s a m t e n V S z u g r u n d e, eine Verschiebung des Gleichgewichtes aus der Mittellage nach

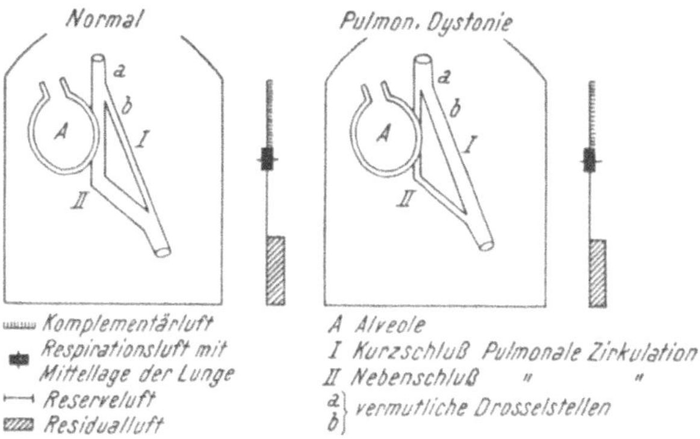

Abb. 10. Schematische Darstellung des Lungenkreislaufes mit seinen nervösen Drosselvorrichtungen. (Aus H o c h r e i n und S c h l e i c h e r. Med. Klin. 131, 1949.)

einer bestimmten Richtung. Diese beeinflußt ihrerseits wieder den geordneten Ablauf der Reflexmechanismen, da nur in der mittleren Gleichgewichtslage die optimalen Ausgleichsmöglichkeiten zur Verfügung stehen. Sie umfaßt also den Gesamtumfang der vegetativen Betriebsstörungen. Eine Hinlenkung auf bestimmte Organe ist im Sinne der R i c k e r schen Relationspathologie daher abzulehnen, da sie der gesamten Funktionsstörung einschließlich der Veränderung der Tiefenpersönlichkeit nicht entspricht.

Auch L a s c h und M o r i t z, die auf Grund ihrer Untersuchungen eine Einteilung nach dem Überwiegen nachweisbar gestörter Organfunktionen versuchen, unterscheiden

1. Betriebsstörungen der Schilddrüse,
2. Hypadrenie (Nebennierenrindenschwäche) und
3. Störungen des Hypophysen-Zwischenhirnsystems.

Doch auch von diesen Autoren wird hervorgehoben, daß es sich bei den Krankheitserscheinungen nicht um primäre „Organerkrankungen", sondern in erster Linie um vegetative Fehlsteuerungen handelt.

Seit Kraus und Zondeck wird als vegetatives System die Einheit von vegetativem Nervensystem (VNS), Inkretdrüsen und Elektrolyten aufgefaßt. Nur der ungestörte Ablauf aller hier beteiligten Faktoren, sowohl des Regulations- als auch des Gegenregulationsmechanismus, hält den Organismus in seiner physiologischen Gleichgewichtslage.

Durch die von Eppinger und L. Hess begründete Vagotonielehre wurde der Versuch gemacht, eine Reihe von Krankheiten und nervalen Störungen durch Verschiebung dieses Gleichgewichtes nach der vagotonen Reaktionslage zu erklären. Von v. Bergmann wurde jedoch bereits der Beweis erbracht, daß nicht die statische Verschiebung des Gleichgewichts nach der sympathischen oder parasympathischen Seite hin ausschlaggebend ist, sondern die Labilität der vegetativen Funktionen. Veil und Sturm vertreten die wohlbegründete Ansicht, daß dem vegetativen Reaktionsablauf eine zentrale Schaltstelle im Zwischenhirn (Dienzephalon) übergeordnet ist.

Wenn auch durch die Lehre vom Amphomimetismus Danielopolus ihre Gültigkeit bis in die einzelne Zelle nachgewiesen werden konnte, war die statische Auffassung einer Vago- bzw. Sympathikotonie in ihrer ursprünglichen Fassung nicht mehr aufrechtzuerhalten, die Lebensvorgänge sind nur dynamisch, also in steter Bewegung denkbar, und eine Harmonie des vegetativen Geschehens nur durch den geordneten Ablauf von Regulation und Gegenregulation gewährleistet. Tritt eine Prävalenz des einen oder anderen Faktors in Erscheinung bzw. ist der Organismus nicht imstande, die durch Azetylcholin in parasympathische Reaktionslage versetzte Zelle durch gegenregulatorische Adrenalinausschüttung wieder in den Gleichgewichtszustand zu bringen, so kommt es zur Disharmonie im Funktionsablauf. Dabei gibt natürlich das Endresultat nicht zu erkennen, ob die vagotonische bzw. sympathikotonische Einstellung durch eine Insuffizienz des Protagonisten oder Überfunktion des Antagonisten hervorgerufen wurde.

F. Hoff konnte in verschiedenen Experimenten zeigen, daß der Ablauf der vegetativen Funktionen in zwei Arbeitsgängen vor sich geht. Der A-Stellung Hoffs entspricht der sympathische ergotrope Arbeitsgang nach W. R. Hess. Diese Phase ist gekennzeichnet durch Azidose, Temperatur-, Blutzucker- und Blutdrucksteigerungen, Erhöhung der Herzfrequenz, Kalziumanreicherung und Neigung zu Vermehrung der Granulozyten. Im Gegensatz dazu steht die B-Stellung, der parasympathische Arbeitsgang mit niederem Blutdruck, Blutzuckersenkung, Bradykardie und Lymphozytose.

Der normale Organismus befindet sich im Zustand der sogenannten Eutonie oder normotonen Amphotonie (D a n i e l o p o l u), es ist dies der Spannungszustand des VNS, bei dem jeder Reiz, der eine Seite dieses Systems trifft, mit einer adäquaten gleichstarken Reaktion der anderen Seite beantwortet wird. Dadurch wird das Gleichgewicht im System wiederhergestellt. Befinden sich beide Schenkel des Systems in erhöhtem Spannungszustand, so reagiert der vom Reiz betroffene Schenkel mit einem erhöhten Ausschlag, auf den eine ebenfalls erhöhte Gegenregulation folgt. Im Gegensatz hiezu kann aber das VNS auch in einem Zustand der Hypotonie sich befinden; hiebei sind alle Regulationen auf äußere Reize auf einem niederen Niveau. Das Endresultat ist aber stets wieder ein Gleichgewichtszustand.

Anders aber ist es, wenn sich das VS im Zustand der Dystonie oder der vegetativen Ataxie (S t u r m, B i r k m a y e r) befindet. Hier gibt es nach S. W a g n e r vier Möglichkeiten:

1. Die relative Vagotonie. Sie verdankt ihr Zustandekommen einer Insuffizienz des sympathischen Systems bei normaler Ansprechbarkeit des Parasympathikus;

2. die absolute Vagotonie; bei ihr werden Reize, die das normal ansprechbare sympathische System treffen, durch den Vagus überkompensiert;

3. die absolute Sympathikotonie mit überschießender sympathischer Reaktion bei normalem parasympathischem Verhalten und

4. die relative Sympathikotonie, durch Insuffizienz des cholinergischen Systems.

Da als Grundleistung des VNS der Reflex zu bezeichnen ist, denn alle Funktionsabläufe, Regulation und Gegenregulation, verlaufen auf reflektorischem Wege über das Terminalretikulum (Ph. S t ö h r jun.), die intramuralen Ganglien, den Sympathikus bzw. Parasympathikus, das Dienzephalon und den Kortex sowie umgekehrt, ist es daher eigentlich richtiger, den Zustand bzw. die Reaktionspotenz des VNS als Reflexie — Eureflexie und Dysreflexie — zu bezeichnen. Als Folgezustände treten dann die Funktions- oder Betriebsstörungen (v. Bergmann) in den verschiedenen Organen auf, die oft als Organerkrankungen in Erscheinung treten.

Welche sind nun die Faktoren, die die vegetativ-nervösen Regulationsabläufe und ihre Störungen beeinflussen?

Hier sind zwei Gruppen zu unterscheiden. Endogene Faktoren, die im Einzelindividuum vorhanden und meist schon genbedingt sind. Erbmasse, Geschlecht und Alter spielen hier eine Rolle. Zur zweiten Gruppe gehören die Umweltfaktoren, Lebensweise, Beruf und äußere Umstände, wie Infektionen, Intoxikationen und Traumen. Gerade diese sind es, die in der überwiegenden Mehrzahl der jeßt zur Beobachtung kommenden Fälle sehr ins Gewicht fallen. Die gesteigerten Anforderungen, die in den leßten eineinhalb Jahrzehnten einerseits an das Individuum gestellt wurden, anderseits die gegenüber der Kriegs- und ersten Nachkriegszeit relative Ruhestellung (Zeitfaktor nach Speransky), lassen erst jeßt die Überbelastung des VNS, und hier besonders der kortikalen Peripherie, in Erscheinung treten, es kann daher zu einem erhöhten Spannungszustand oder Überreflexie des gesamten VNS, sowohl des peripheren Anteils (Vagus-Sympathikus und Kortex) als auch besonders des Zwischenhirns, kommen.

Nach den Ergebnissen aus meinem Krankengut zeigt in erster Linie der Sympathikus eine erhöhte reflektorische Ansprechbarkeit. Unter 824 in den leßten sechs Jahren beobachteten vegetativen Dystonikern befanden sich nur 173 ausgesprochene Parasympathikotoniker und 458 mehr als sympathikotonische Kranke. Der Rest (193) verhielt sich amphoter. Es ist klar, daß bei dem dynamischen Verhalten der vegetativen Reaktionsabläufe und den teilweisen Überlagerungen die aus didaktischen Gründen etwas schematisierten Typen nur selten rein zu finden sind. Dennoch läßt sich die überwältigende Mehrheit aller Kranken zwanglos in dieses Schema einordnen. An dieser Stelle soll besonders auf die schon von Tönnis, Wanke, Birkmayer u. a. bei Hirnverleßten beobachtete vegetative Dissoziation als Ausdruck der vegetativen Fehlsteuerung hingewiesen werden. Das folgende Schema nach Birkmayer läßt in anschaulicher Weise die Symptome bei sympathischer bzw. parasympathischer Reaktionslage erkennen.

Bei dem innigen Zusammenhang von VNS im engeren Sinne und den Hormondrüsen bzw. Elektrolyten sind natürlich fast immer

Tabelle 5.

Subjektive Beschwerden	S. R. L.	P. R. L.
Kopfschmerzen Schwindel Sehbeschwerden kalte Hände und Füße eingeschlafenes Gefühl in Händen und Füßen (besonders nachts) Schlaflosigkeit lebhafte Träume Nachtschweiß Herzklopfen, Atemnot trockenes Gefühl in Hals und Rachen Obstipation großes Flüssigkeitsbedürfnis Appetitlosigkeit, Gewichtsverlust neuralgiforme Schmerzen Kältegefühl mit Gänsehaut	licht- und geräuschempfindlich seelisch leicht erregbar sehr empfindlich Neigung zum Weinen Frigidität bzw. Impotenz Angstzustände Depersonalisationsideen Depressionen Vergeßlichkeit Konzentrationsschwäche innere Unruhe Unverträglichkeit von Sonne, Hitze, schwarzem Kaffee Bevorzugung von Fleisch	Kopfschmerzen Benommenheit immer schläfrig Gewichtszunahme asthmatische Beschwerden Krämpfe in Magen, Darm, Gallenblase, Blinddarm Durchfälle Übelkeit, Erbrechen Neigung zu Urtikaria Quincke-Ödem Juckreiz Enuresis nocturna seelisch gleichgültig, abgestumpft Sonne und Kaffee regen an Obst und Gemüse wird bevorzugt
Objektive Befunde: Glanzaugen, weite Pupillen, ausgeprägte Falten, Blässe, enge Gefäße im Fundus Lid- und Fingertremor feuchte, kühle Hände bei Kindern choreatische Unruhe bei vorgestreckten Händen lebhafte Sehnenreflexe gesteigerter Dermographismus Hypertonie (hoher diastolischer Wert) Tachykardie Grundumsatz erhöht K/Ca-Quotient unter 2 Bl. R. R. nach Meier-Synek, im Sinne einer S. R. L. verschoben im vegetativen Querschnitt Linksverschiebung nach F. Hoff		pralle, trockene Haut Hypotonie Bradykardie Hyperazidität Überfunktion sämtlicher Drüsen des Magen-Darm-Traktes K/Ca-Quotient über 2 Bl. R. R. im Sinne der P. R. L. verschoben im vegetativen Querschnitt Rechtsverschiebung

auch Betriebsstörungen im Adrenalsystem, Hypophysen, Schilddrüse und Keimdrüsen zu finden. Es wird daher ein Organismus, der eine Fehlsteuerung des gesamten VS aufweise, in der Folge stets auch eine hormonale Störung und eine ionale Blutgewebsdissoziation im Sinne einer Ganzheitsreaktion erkennen lassen.

Auf das bei vegetativen Dystonikern sehr häufig anzutreffende Symptom des Muskelfibrillierens sei hier verwiesen, welches von Slauck als typisch für sogenannte „Kopfherde“ angegeben wurde und am Fußinnenrand unterhalb des Condylus medialis nachweisbar ist. Nach Slauck soll es als Zeichen „für das Einströmen von Toxinen in den Liquor bezw. Verankerung an den Zellen des Vorderhornes des ZNS“ gewertet werden. Diese nicht greifbare Auffassung ist naturgemäß nicht unwidersprochen geblieben (Groß, Kißling, Reinhart u. a.). Nach Beobachtungen von Brück, Groß, Mark u. a. ist eine gewiße „Wetterabhängigkeit“ des Fibrillierens festzustellen, was auf Tonusschwankungen im VNS beruhen dürfte. Schäfer wertet das Zeichen als eine Erregung der sensiblen Endplatten mit Wirkung über die propriozeptiven Muskelapparate bei intaktem ZNS. Hingegen führt Bovensiepen das Phänomen auf Stammhirnimpuls mit Wirkung auf den Sympathikus zurück. Auffällig ist jedenfalls das Vorkommen dieses Symptoms bei vegetativen Störungen, wenngleich auch keine Gesetzmäßigkeit gefunden und keine restlose Erklärung gegeben werden kann.

Ein weiteres Symptom der vegetativ Labilen ist die besonders auffällige „Wetterfühligkeit“ der Erkrankten. Immer wieder wird von den Patienten angegeben, daß sie das kommende schlechte Wetter verspüren bzw. die Beschwerden vor — manchmal aber auch nach — Witterungswechsel am quälendsten sind. In zahlreichen Fällen konnte ich zu dieser Zeit das Auftreten von urtikariellen Hauterscheinungen, Durchfällen oder Verstopfungen und von Depressionszuständen beobachten.

Seit den Untersuchungen von Curry, Düll, de Rutter u. a. finden sich immer Hinweise auf eine belastende Auswirkung gewisser biotrop wirkender Wetterfaktoren auf das vegetative System. Curry konnte durch umfangreiche Klimaversuche an Gesunden und Kranken drei verschieden reagierende Typen aufstellen. Er unterscheidet einen warmfrontempfindlichen Typ (W-Typ), der niedere Aranwerte[2] schlecht verträgt, einen kaltfrontempfindlichen Typ (K-Typ), der sensibel gegen hohe Aranwerte ist, und einen gemischten Typ (G-Typ) mit einer Empfindlichkeit gegen beide Extremwerte. Niedere Aranwerte sollen mehr den Sympathikus und hohe den Parasympathikus erregen.

Einer interessanten Zusammenstellung von Wigand über den Einfluß von Luftdruckveränderungen auf gewisse vegetativ gesteuerte Funktionen und auf die Regulation innerhalb des Systems soll hier anschließend gedacht werden. Wenn auch selbstverständlich diese schematische Darstellung keinen Anspruch auf Vollständigkeit der Symptome und Funktionszustände erheben kann, so entspricht sie im allgemeinen der von Curry gefundenen Abhängigkeit vegetativer Funktionen von Arangehalt der Luft.

Tab. 6. Vegetatives System und Wetter.

Luftdruckfall	Luftdruckanstieg
Sympathikus (Adrenalin)	Parasympathikus (Azetylcholin)
Azidose	Alkalose
Leukozytose	Leukopenie
myeloische Tendenz	lymphatische Tendenz
Vermehrung des Serum-Ca	Verminderung des Serum-Ca
Verminderung des Serum-K	Vermehrung des Serum-K
Vermehrung des Serum-Cl	Verminderung des Serum-Cl
Allergiesteigerung	Allergiedämpfung
Verlängerung der Reaktionszeit	Verkürzung der Reaktionszeit
gedrückte Stimmungslage	gehobene Stimmungslage
Verschlechterung der Leistungen	Verbesserung der Leistungen

Das zunehmende Interesse, das den Vorgängen des vegetativen Systems, den Regulationen und Gegenregulationen, entgegengebracht wird, hat die Veröffentlichungen über Belastungsproben fortlaufend vermehrt. Die Ergebnisse und deren oft weittragende Schlußfolgerungen sind leider schwer vergleichbar, da von den einzelnen Autoren unter ständig geänderten Versuchsbedingungen gearbeitet wurde. Aber nicht nur auf die Methodik sind diese stark divergierenden Ergebnisse in den einzelnen Arbeiten zurückzuführen, sondern sie beruhen zum Teil wenigstens auf der verschie-

[2] Als Aran bezeichnet Curry allotrope Modifikationen der Luftsauerstoffwerte, die er mit der Formel O 3 — O X bezeichnet.

denen Ausgangslage, in der sich das vegetative System befindet, zum Teil aber auch auf verschiedenen Konzentrationen der zugeführten Stoffe. Auch die erhebliche Breite der physiologischen Streumöglichkeit und das Wildersche Ausgangswertgesetz darf nicht außer acht gelassen werden. Nach Sturm und Wawersik kann eine Herausstellung von „charakteristisch pathologischen Kurvenvarianten" nicht zur Aufstellung einer Typologie vegetativer Krankheitsbilder herangezogen werden. Eine Diskrepanz zwischen Blutzucker und Leukozytenbewegung oder Puls und Blutdruck, aber ebenso eine reflektorische Starre für manche vom Dienzephalon gesteuerte Vorgänge ist eben charakteristisch. Daher sind pathologische Verlaufsformen von Belastungskurven immer nur im Zusammenhang mit den klinischen Symptomen zu verwerten. Entsprechend der Pathophysiologie des Stammhirnes finden sich keine direkten lokalisatorischen Beziehungen zwischen pathologischen Kurven und Zwischenhirnfunktionen.

Welche sind nun die Funktionsproben, die für eine Abwicklung vegetativer Leistung in Frage kommen? Einige mögen hier Erwähnung finden.

1. Prüfung gewisser Stoffwechselfunktionen, wie des Blutzuckers, des Grundumsatzes, der spez. dynamischen Eiweißwirkung (Epstein) und des Wasser- und Kochsalzhaushaltes.

2. Prüfung der peripheren Kreislaufregulation und Vergleich mit den sogenannten Normalwerten. Hier ist wegen seiner einfachen Durchführung besonders das Testverfahren von Schellong zu nennen. Leider zeigt sich, daß fast jeder Autor seine eigene Modifikation anwendet, so daß auch diese Ergebnisse nur schwer miteinander vergleichbar sind. Die Prüfung im Erwärmungsbad nach Kunze muß der Klinik vorbehalten bleiben, da sie wohl ausgezeichnete Resultate gibt, aber infolge der Kompliziertheit der Apparatur für die ambulatorische Untersuchung nicht in Frage kommt.

3. Beobachtungen trophischer Störungen (Wanke), die aber wegen der Schwierigkeit exakter Feststellung nur selten angewendet werden können.

4. Registrierung des vegetativen Verhaltens nach Belastung mit körpereigenen bzw. körperfremden Stoffen.

Allen diesen angeführten Prüfungen hängen aber gewisse Nachteile an:

1. gestatten sie immer nur Einblick in vegetative Teilfunktionen,

2. sind die Vergleiche mit den sogenannten „Normalwerten" nur bedingt richtig, da jeder Organismus seine eigenen „Normalwerte" hat,

3. sind die meisten dieser Proben nur in komplizierten und langwierigen laboratoriumstechnischen Versuchsanordnungen durchführbar,

4. gibt es zahlreiche Vorgänge im Gehirn, die durch diese Prüfungen nicht erfaßt werden können,

5. verlieren Belastungskurven des vegetativen Systems ohne die dazugehörige Aranverlaufskurve wesentlich an Wert (Curry).

Es ist daher eine weitere Nachprüfung aller vegetativ gesteuerten Vorgänge auf breiter Basis und mit gleichbleibender Standardtechnik notwendig, um allgemeingültige und vergleichbare Werte zu erstellen. Voraussetzung hiezu aber ist ein „einheitliches und normiertes Bezugssystem und eine kritische Auswertung der Ergebnisse" an Hand eines großen Materials (Sturm).

Wie bereits erwähnt, bestehen bei einer großen Zahl der Erkrankten Beschwerden von Seiten des Herzens und des Kreislaufes, wobei die Ergebnisse der objektiven Untersuchungen mit der Schwere der geschilderten subjektiven Erscheinungen in einem Widerspruch zu stehen scheinen. Diese Patienten suchen den Arzt oder die Klinik auf, weil sie der Meinung sind, an erhöhtem Blutdruck bzw. an Angina pectoris zu leiden.

Da die Beschwerden dieser Kranken zweifellos nur sehr schwer klinisch von denen bei Angina pectoris und Hypertonie zu trennen und oft auch als Übergangsformen zu deuten sind, soll auf die Beziehungen zwischen vegetativer Dysfunktion und diesen beiden Erkrankungen eingegangen werden.

Viele Patienten klagen über Herzklopfen, Druck in der Herzgegend, sowohl links neben dem Brustbein als auch in der Gegend der Herzspitze. Manchmal bestehen schmerzhafte Sensationen bis in die linke Schulter oder Oberarm und ausstrahlend bis in die Ulnarseite des Handgelenks. Sowohl die Intensität als auch die Qualität der angegebenen Schmerzen sind sehr verschieden. Sie können drückend, ziehend, stechend oder krampfartig sein, aber auch kribbelnd oder unbestimmt. Verbunden mit diesen Schmerzempfindungen, aber keineswegs obligatorisch sind Angstzustände unbestimmter Natur und eine gewisse Unruhe. Die Schmerzen treten oft nachts auf, so daß die Patienten plötzlich aus dem Schlafe aufwachen mit dem Gefühl hochgradiger Beklemmung und Angst, doch sind die Beschwerden keineswegs auf die Nachtzeit beschränkt. Weiter sind noch häufig Klagen über allgemeine Unlust, Schwindelgefühle, Gleichgewichtsstörungen und mangelnde Leistungsfähigkeit.

Die Ergebnisse der Funktionsprüfung nach Schellong weisen häufig Einengung der Blutdruckamplitude nach dem Aufstehen durch Sinken des systolischen Blutdruckes und stärkere Zunahme der Pulsfrequenz auf. Nach Belastung tritt starke Zunahme des systolischen, sehr oft auch des diastolischen Blutdruckes ein, was für eine durchaus genügende Anpassung des Arbeitsmyokards spricht.

Die elektrokardiographische Untersuchung zeigt im allgemeinen nur geringe Veränderungen des elektrischen Kammerpotentials. Gelegentlich ist eine leichte Senkung der Zwischenstrecke in einer Ableitung, manchmal auch eine Abflachung der Nachschwankung in I oder II zu erkennen. Besonders im Steh-EKG werden diese Veränderungen deutlicher, während nach Belastung keine wesentlichen Änderungen der Kurven zu verzeichnen sind. In einzelnen Fällen kann auch nach Belastung eine leicht pathologische Arbeitsreaktion auftreten, hier ist jedoch zu bedenken, daß eine Senkung der Zwischenstrecke und Abflachung der Nachschwankung durchaus nicht immer symptomatisch für Hypoxämie des Herzmuskels ist. Die experimentellen Untersuchungen haben ergeben, daß nach verschiedenen Hirnerkrankungen (Commotio, Lufteinblasung in den Lumbalsack usw.) ebenfalls Abflachungen der Nachschwankungen auftreten können. Ebenso konnten Veränderungen der Zwischenstrecke und Nachschwankungen durch Atropin oder sympathikolytische Mittel erzielt werden.

Nach Tierversuchen von Raab, der durch Adrenalin Veränderungen im Sinne einer Myokardanoxie hervorrufen konnte, die denen der Koronarinsuffizienz beim Menschen entsprechen, sind Stoffwechselveränderungen im Herzmuskel für die EKG-Befunde verantwortlich zu machen. Dieser Autor hat im Blut von Kranken, die an einer Arbeitsangina litten, einen erhöhten Gehalt an sympathikomimetischen Aminen nachgewiesen. Auch klinisch wurde von Sturm „die sympathikotonische Ausrichtung der vegetativen Gleichgewichtsstörung" bei Anfällen von Angina pectoris herausgestellt.

Aber nicht nur die Herzschmerzen im engeren Sinne sowie die herzfernen schmerzhaften Sensationen sind es, die das Krankheitsbild beherrschen, sondern sehr oft auch die schon erwähnten unklaren Angstzustände. Als Sitz dieses Angstgefühles kommt der Thalamus und der Deckplattenanteil des Dienzephalons in Betracht (R. L. Müller und Mitarbeiter). Nach Hausner und Hoff wird dieses durch ein Hirnstammödem hervorgerufen. Auch Hochrein mißt der Angst bei der Entstehung des Myokardinfarktes große Bedeutung bei. Nach Frey ist die Angst eine affektive Erschütterung, die reflektorisch ohne Großhirnbeteiligung am Hirnstamm und durch parasympathische Impulse über den Herzvagus zum Ausdruck kommt (Leiguel-Lavastine). Wassermann bezeichnet die Angst im stenokardischen Anfall als vegetatives Reflexsymptom und Sturm sieht in ihr eine Hirnstammreaktion. Auch Lemke mißt dem Angsteffekt, der „immer mit körperlichen Störungen der vaso-vegetativen Sphäre verbunden" ist, große Bedeutung bei der Entwicklung vegetativer Dysfunktionen bei, da sich das vegetative System gerade in den letzten Jahren durch die lang dauernde seelische Belastung und auch die physischen Strapazen in einem labilen Zustand befindet.

Ein Teil dieser Krankheitsbilder wurde von Schneider unter der Bezeichnung „abnorme Erlebnisreaktion" zusammengefaßt, die als Folge psychischer Traumen zustande kommt und mit Störungen der Kreislaufverhältnisse, des allgemeinen Tonus, Akroparästhesien und Akrozyanose einhergeht.

Bezüglich der Blutdruckwerte aller dieser vegetativen Störungen muß eine Tatsache festgehalten werden, die zweifellos für manche später zu besprechende Fragen der Pathologie von Wichtigkeit ist. Während in den letzten Jahren des Krieges bis gegen Ende des Jahres 1947 in der überwiegenden Mehrzahl niedrige Blutdruckwerte zu verzeichnen waren, stiegen diese in den letzten Jahren sprunghaft an. Einen Vergleich der von mir beobachteten Fälle möge Tab. 7 geben.

Wenn auch die Vergleichszahlen nur lückenhaft sind, da ein Teil der Aufzeichnungen im Jahre 1945 verlorengegangen ist, so ist dennoch ein deutliches Ansteigen der Blutdruckdurchschnittswerte ersichtlich. Unter all den ursächlichen Faktoren spielen zweifellos qualitative Ernährungsmomente, seelischer Druck usw.

eine gewisse Rolle. Jedenfalls handelt es sich auch hier um Störungen des vegetativen Systems sowohl zentraler als auch peripherer Genese.

Diese Formen bilden die Übergänge zu den Fällen der sogenannten genuinen oder essentiellen Hypertonie, für die nach den Vorstellungen von Castex, Grimson und Mitarbeiter, Smithwick, Raab, Nonnenbruch, Sturm u. v. a. die zentralnervöse Regulationsstörung im Vordergrund der Pathogenese steht. Im Gegensatz hierzu nehmen Volhard, Fahr und Mitarbeiter an, daß die renalen Veränderungen das Wesentliche sind. Bereits in den ersten Jahren dieses Jahrhunderts konnte von

Tabelle 7.

	1943—1947	1947—1949
Zahl der Fälle	288	624
Systolischer Blutdruck im Durchschnitt ...	108 mm Hg	162 mm Hg

Kreidl und Karplus durch experimentelle Reizung des Zwischenhirns Hochdruck erzeugt werden. Ebenso gelang es W. R. Hess, durch elektrische Reizung des Dienzephalons Blutdrucksteigerung, aber auch Blutdrucksenkung zu erzielen und so den Beweis zu erbringen, daß tatsächlich im Zwischenhirn eine Schaltstation zur Regulation des Blutdruckes besteht. Abgesehen vom experimentellen „Entzügelungshochdruck", der durch Ausschaltung des Pressorezeptorensystems entsteht und der gelegentlich auch beim Menschen zur Beobachtung kommen kann (Lampen u. a.), ist hier die Meinung Nonnenbruchs in der Frage der Pathogenese essentieller Hypertonie anzuführen. Diese ist „Ausdruck einer Sensibilisierung mit zentral-nervaler Einstellung des Blutdruckes auf ein höheres Niveau und mehr oder weniger ausgesprochener autonomer Beteiligung des gesamten Gefäßnervensystems, die sich in Angiospasmen, aber auch in neurodystrophischen pathomorphologischen Gefäß- und Gewebsveränderungen äußern kann". In den bei manchen Hochdruckformen nachgewiesenen pressorischen Substanzen (Nephrin, Hypertonin, Renin usw.) sieht Nonnenbruch Überträgersubstanzen für die Sensibilisierung auf die Nerven. Sarre konnte den Nachweis bringen, daß bei jeder Hochdruckform zentrale Regulationsstörungen bestehen. Demnach muß nicht jeder Hochdruckkrankheit unbedingt eine Arteriosklerose oder Nierenkrankheit zugrunde liegen. Immerhin können oft jahrelang die zweifellos reversiblen Blutdrucksteigerungen als einzige manifeste Symptome der Hochdruckkrankheit, gleichsam als Ausdruck einer zentralen Fehlsteuerung, vorhanden sein, dem erst später Veränderungen am Herz-Kreislaufsystem infolge der erhöhten Arbeitsleistung folgen. Auf die große Bedeutung der Erblichkeit für die Entstehung und Ausbildung der Hochdruckkrankheit sei ebenfalls hingewiesen.

Welche Stellung kommt nun der vegetativen Dysfunktion im Krankheitsgeschehen zu?

Bei Auslösung vegetativer Störungen spielen zahlreiche Faktoren eine Rolle. Abgesehen von den in der Erbmaße verankerten Momenten sind es vorwiegend Umweltfaktoren, wie physische und psychische Traumen, Intoxikationen, Infektionen und sogenannte fokusbedingte Erkrankungen, die durch versteckte Eiterherde an den Zähnen und Tonsillen hervorgerufen werden. Vegetative Störungen können einerseits als Restzustände nach diesen Erkrankungen bestehen bleiben. Anderseits können sie als prämorbides Stadium durch dauernde funktionelle Fehlregulationen zu Fehlleistungen der Organe und isolierten Betriebsstörungen führen, die später organisch und morphologisch faßbare Schädigungen bedingen.

Der normale Ablauf aller vegetativen Funktionen, einschließlich des Elektrolythaushaltes und der hormonalen Regulationen, ist vom Zwischenhirn gesteuert. Zur Erhaltung der Gesundheit ist ein abgestimmter Akkord von physiologischen Reizen auf die Zentren notwendig. Störungen dieses physiologischen Akkords führen zu Betriebsstörungen, die als Krankheit ihren Ausdruck finden. Diese können sowohl endogen als auch exogen bedingt sein. Die Fehlsteuerungen im VS umfassen an sich wohl die Gesamtheit der Persönlichkeit, im Einzelfall wird aber oft nur gewissermaßen ein Ausschnitt in der Erkrankung eines oder mehrerer Organe erkennbar. In den Anfangsstadien bestehen oftmals durch lange Zeit keine morphologisch erkennbaren Organveränderungen trotz mehr oder weniger schweren subjektiven Beschwerden. Später entwickeln sich dann in einzelnen oder aneinandergeschalteten Organen Veränderungen, wie Bindegewebswucherungen, Gefäßsklerosen und Gewebsuntergang. Dabei sind natürlich sowohl die Wertigkeit einzelner Organe als auch äußere Reize von großer Bedeutung. Eine Erklärung finden diese Vorgänge zwanglos im Rickerschen Stufengesetz und in der Lehre vom Primat des Nervensystems beim Ablauf aller physiologischen und pathologischen Prozesse (Speransky).

Das Stufengesetz der Strombahnweite der Blutströmungsgeschwindigkeit betrifft das örtliche Kreislaufverhalten im terminalen Strombahnabschnitt, also in Kapillaren, Arteriolen, kleinen Venen und vorgeschalteten Arterien. Wir unterscheiden vier Grade der Kreislaufänderung: Fluxionale Hyperämie, Ischämie und Anämie, peristatischer Zustand und Stase. Diese Kreislaufstörungen haben weitere Folgen für die versorgten Gewebe. Eine Stütze fanden diese Theorien in den schon erwähnten morphologischen Erkenntnissen von Ph. Stöhr jun., Reiser, Sunder-Plassmann, Feyrter u. a., daß das vegetative System aus einem riesigen neuralen Synzytium mit Anschluß des Terminalretikulums an die letzte Organ- und Gefäßzelle besteht.

Akkordstörungen führen also zu Regulationsstörungen und diese ihrerseits wieder nach Ablauf einer gewissen Zeitspanne zu neurodystrophischen Veränderungen, die dann als Organkrankheiten manifest in Erscheinung treten. In dem prämorbiden Zustand, in dem sich der Organismus befindet, liegt die Bedeutung der vegetativen Dysfunktion. Diese kann sowohl vom Kortex als auch von dem nervösen Terminalretikulum des übrigen Organismus hervorgerufen werden. Stets aber sind es periphere Störungen, die die Fehlsteuerung im Dienzephalon auslösen, das dann weitere funktionelle Störungen in Gang setzt, die durch zahlreiche subjektive Beschwerden ohne erfaßbare morphologische Unterlage gekennzeichnet sind. Später aber kann es durch Einwirkung eines an sich belanglosen Reizes zur Auslösung einer manifesten organischen Krankheit kommen.

Gesundheit ist Leben bei voller Harmonie des vegetativen Systems unter Führung des Zentralnervensystems. Krankheit hingegen ist Reizbeantwortung des Organismus unter Leitung des gesamten Nervensystems, vor allem der vegetativen Zentren. Zwischen beiden steht als prämorbide Phase die vegetative Dysfunktion, die den Organismus durch Fehlleistung sensibilisiert.

Desensibilisierung bzw. Wiederherstellung des vegetativen Gleichklanges ist also die Hauptaufgabe einer gezielten vegetativen Therapie. Bereits durch die von Spiess 1906 eingeführte Anästhesiebehandlung der Entzündung wurde die Möglichkeit einer desensibilisierenden Therapie eingeleitet. Lériche, Mandl, Fenz, Wischnjewsky, Peet und Isberg, Smithwick u. v. a. versuchten die vegetative Komponente durch die Sympathikusausschaltung zu beeinflussen. Huneke gab der Wirksamkeit der Heilanästhesie eine neue Deutung, indem er in ihr nicht eine Blockade, sondern eine vorübergehende Aufhebung der für die Impulsleitung notwendigen Isolierung der Nervenbahn sieht. Durch diesen Vorgang fließt die darin enthaltene elektrische Spannung ab und ist daher als biologisch inaktiv zu betrachten. Zur Erklärung der Fernwirkung nimmt Huneke möglicherweise eintretende „Quantenverschiebungen in der elektrischen Struktur der vegetativen Bahnen" an. Träger dieser Spannungen sind die Elektrolyte, während Hormone und Vitamine als Regler des elektrischen Geschehens aufzufassen sind. Derlei Annahmen werden neuerlich dadurch gestützt, daß es nach elektronenmikroskopischen Untersuchungen angeblich keine Nervenfasern gebe, sondern daß an deren Stelle molekulare Eiweißketten vorhanden wären, die im Moment des durchströmenden bioelektrischen Stromes erst ausgerichtet würden. Die Dicke eines solchen Moleküls betrage 125 Ag (Bretschneider).

Im Gegensatz zu diesen Methoden, die durch Infiltrationen mit einer Anästhesielösung oder Blockade des Grenzstranges eine Ausschaltung übergeordneter vegetativer Impulse zu erreichen suchen, wird durch die intravenöse Anwendung der Lokalanästhesie in erster Linie die zentrale Regulationsstörung beeinflußt. Huneke dürfte wohl der erste gewesen sein, der die intravenöse Novocainapplikation angegeben hat. Später wurde von Ghali, Bourdin und Guiot, Jenning, Bosse und Rohkrämer, Lampen, Kraucher, Hazard u. v. a. über günstige Erfolge bei Asthma bronchiale, von Dittmar, Leutke und Kamieth bei Ulkuskrankheit und von Pipkorn, Strotzka u. a. bei zahlreichen Formen von Kopfschmerzen berichtet.

Diese günstigen Resultate, die von mir als Ergebnisse einer unspezifischen Desensibilisierung mit vorwiegend zentralem Angriffspunkt aufgefaßt wurden, führten dazu, diese Behandlung auch bei vegetativer Dysfunktion mit ihrer umfangreichen Symptomatologie anzuwenden.

Die wichtigsten Grundsätze jeder vegetativen Therapie sind Erreichung der optimalen Wirkung mit der geringsten Dosis und Vermeiden jeglicher Schockwirkung. Daher muß die intravenöse Anwendung der Lokalanästhetika nicht stoßartig, sondern einschleichend sein. Es kann natürlich bei der Abhängigkeit der vegetativen Dysfunktion vom Grade der Fixierung im Nervensystem und bei der Bedeutung der vegetativen Ausgangslage nur sehr schwer im voraus ein Urteil über das zu erwartende Ergebnis der Behandlung abgegeben werden. Hier ist allein der Versuch maßgebend unter der Beobachtung des obersten Gesetzes allen ärztlichen Handelns: Nil nocere.

In Tab. 8 ist das Ergebnis der von mir behandelten Fälle aus den Jahren 1947 bis 1949 zusammengestellt.

Tabelle 8.

Zahl der Fälle	Zahl der Injektionen		Beschwerdefrei	Wesentl. gebessert	Mäßig gebessert	Unbeeinflußt
	insgesamt	pro Fall				
624	7468	12	322	204	52	46

1. Als beschwerdefrei bzw. geheilt werden nur solche Fälle angesehen, die nach einer Beobachtungszeit von mindestens sechs bis zwölf Monaten keinerlei neuerliche Symptome aufweisen.

2. In der Kolonne der wesentlich gebesserten Fälle sind vor allem solche Kranke aufgenommen, die wohl vorerst beschwerdefrei waren, nach einem Zeitraum von sechs bis zwölf Monaten aber wieder mit den alten oder auch mit andersgearteten Symptomen zur Beobachtung kamen. Diese erreichten aber niemals die frühere Intensität. Es waren oft nur vier bis acht Injektionen notwendig, um diese Störungen zum Verschwinden zu bringen.

3. Die Gruppe der nur mäßig gebesserten Fälle umfaßt jene Patienten, die über Jahrzehnte bestehende Migränefälle klagten. Hier war wohl eine deutliche Besserung, eine Verminderung der Schmerzintensität, eine Verlängerung des anfallsfreien Intervalls zu verzeichnen, ohne daß jedoch eine vollkommene Beseitigung der Beschwerden eintrat.

4. Zu den unbeeinflußbaren Fällen gehören die Kranken, die an Blutdrucksteigerungen litten. Ich habe in der Tabelle nur die Zahl der Fälle bis Ende 1949 angeführt, um einen gewissen Abstand in der Beurteilung der Ergebnisse zu gewährleisten.

In der Behandlung der essentiellen Hypertonie mit intravenösen Injektionen von Novocain kann ich den von anderen Autoren geäußerten Optimismus nicht teilen, da auch weitere diesbezügliche Versuche mit der i. v. Novocain-Therapie, über die ich noch später abschließend berichten werde, nicht so günstig verlaufen. Nonnenbruch, Beckmann u. a. berichten über günstige Ergebnisse mit einem Kombinationspräparat aus Honig und Novocain, das mir allerdings nicht zur Verfügung stand. Die von Groß gemachten Beobachtungen einer Senkung der Blutdruckwerte sind wohl an sich richtig. Die von ihm geforderte vierzehntägige Bettruhe im Anschluß an die Novocainbehandlung läßt jedoch keine eindeutige Beurteilung eines Novocaineffektes für die Therapie des Hochdruckes zu, da Bettruhe allein schon als blutdrucksenkende Maßnahme bekannt ist.

Abgesehen von diesen Fällen, ist aber im allgemeinen die i. v. Novocain- bzw. Tutocaintherapie eine zweifellos überaus wirksame Methode zur Behandlung vegetativer Störungen. Bei rigoroser Beurteilung meines einschlägigen Krankengutes von 526 erfolgreich behandelten Fällen finden sich nur 98 mehr oder weniger ausgeprägte Mißerfolge, was einem Fünftel der Gesamtzahl gleichkommt. Ich glaube, daß bei allen übrigen vegetativ wirksamen Medikamenten die Erfolgsaussichten kaum günstiger sind. Hier kommt noch als wesentliches Moment die absolute Gefahrlosigkeit und leichte Handhabung bei genauer Indikationsstellung und vorsichtigem Vorgehen hinzu. Es sei vermerkt, daß ich niemals mehr als höchstens 25 Injektionen bei einem Patienten im Verlaufe einer Kur verabfolgt habe. Meistens kann man nach der fünften bis achten Injektion schon beurteilen, ob die Behandlung einen Erfolg haben wird.

Einen wesentlichen Unterschied bei Anwendung der von mir im vorigen Kapitel angegebenen Medikamente konnte ich nicht bemerken. Wohl aber waren die Injektionen in den Sommer- und Wintermonaten durchschnittlich wirksamer, d. h. es wurden bei den einzelnen Fällen zahlenmäßig kürzere Serien mit wesentlich besserem Erfolg benötigt.

Wieweit hier meteorologisch wirksame Faktoren in Frage kommen, kann ich nicht entscheiden.

Als zusätzliche Medikamente von unwesentlicher Bedeutung, bei denen ich aber den Eindruck einer verstärkenden Wirkung gewonnen habe, wären noch Calcium gluconicum und Tonophosphan zu nennen. Besonders das zweitgenannte Präparat, welches das Natriumsalz der dimethylaminomethylphenylphosphinigen Säure ist, wurde in 122 Fällen in 3%iger Lösung zu 2 bis 5 ccm mit Novocain oder Asthmocain in der Mischspritze ohne jeden Zwischenfall gegeben.

Auswahl aus der eigenen Kasuistik:

Fall 1: L. B., 40 Jahre. Seit 3 Mon. kalte Füße, Schweißausbrüche, Angstzustände, leichte Beklemmungen. Bis auf Scharlach als Kind immer gesund gewesen. Behandlung mit Bellergal von anderer Seite ohne Erfolg. Psych. o. B. Somat. leichter Tremor der Lider u. Finger. Leichte Vergrößerung der Seitenlappen der Thyr. Cor, Pulmo o. B. Akt. rhythm. RR 150/90 im Liegen, 112/90 im Stehen. Harnbefund o. B. BKS: 5/11. EKG Respir. Sinusarrhythmie Norm. Frequenz. Keine Zeichen für Myokardschädigung oder Koronarinsuffizienz. Nach sechs i. v. Novocaininjektionen wesentliche Besserung. Nach 14 Inj. keine Beschwerden. Pat. ist jetzt nach 14 Monaten noch immer beschwerdefrei.

Fall 2: W. F., 56 Jahre. Lungenentzündung, Sepsis, Polyarthrit. Tonsillektomie. Seit 3—4 Monaten bestehen Platzangst, Schweißausbrüche, Beklemmungen, Herzklopfen, bes. nachts. Schmerzen in den Fingern und Zehen. Angeblich werden manchmal die Finger weiß. Starke Raucherin. Die Untersuchung ergibt: Starker Finger- und Lidtremor. Keine Struma. Leichtes Emphysem. Iktus etwas verbreitert resistent, deutl. systol. Ger. über der Mitralis. Aktion zeitweise arrhythmisch. RR 200/88. Keine Dekompensation. Im EKG leichte Zeichen von ischämischer Myokardschädigung bei Linkstyp. BKS 16/34. Nach 15 Novocaininjektionen sinkt der Blutdruckwert auf 165/80. Die Beschwerden sind vollkommen geschwunden. Bei einer Nachkontrolle nach zwei Monaten ist der Blutdruck wieder auf 212/96 angestiegen, die Beschwerden sind jedoch nicht wieder aufgetreten. Sechs Monate nach der Behandlung war Patientin noch immer beschwerdefrei.

Fall 3: Th. Sch. Angeblich immer gesund. Seit etwa zwei Jahren bestehen anfallsweise, manchmal über mehrere Tage dauernde Kopfschmerzen mit wechselnden Lokalisationen. In den letzten Wochen Verschlechterung. Ferner bestehen Übelkeiten, Aufstoßen und Schwindelzustände. Zeitweise Beklemmungen. Somat. Feinwelliger Tremor der Lider. Dermogr. gesteigert. Keine Struma. Pulmo, Cor o. B. RR 142/90 im Liegen, 122/92 im Stehen. Auffallend ist hier eine deutliche hypotone Aufstehzacke. Rö. Magen, Pulmo, Cor o. B. Pat. wurde von mir zuerst mit Bellergal behandelt. Die Besserung dauerte jedoch nur etwa zwei Monate an. Jetzt wurde Novocain i. v. gegeben. Bereits nach der sechsten Injektion trat eine wesentliche Besserung auf. Nach zwölf Inj. keine Beschwerden. Acht Monate nach Behandlung noch immer beschwerdefrei.

Fall 4: A. R., 56 Jahre. Meniere. Rippenfellentzündung. Seit einem Jahr Schmerzen in beiden Kniegelenken. Einschlafen der Hände, Herzklopfen, Beklemmungen, Schweißausbrüche, Kopfschmerzen. Kurzwellen und Schlammpakkungen ohne Erfolg. Kräftig. Guter E. Z. Deutlicher Lidtremor. Keine Struma. Emphysem. Aktion rhythm. RR 142/82. EKG Norm. Sinusrhythm. Linkstyp. Rechtsventrikuläre Myokardschädigung. Rö. Zwerchfellhochstand. Hochgedrängtes und quergelagertes Herz. Arthrosis deform. beider Kniegelenke. Blutzucker 95 mgr%. BKS 27/41. Nach zehn Novocaininj. Verschwinden der vegetativen Beschwerden. Nach der 14. Injektion war auch eine wesentliche Besserung der Kniegelenkschmerzen eingetreten. Nach 24 Injektionen war Pat. beschwerdefrei.

Fall 5: A. O., 38 Jahre. Nierenkoliken. Eierstockentzündung. Schwere seelische Aufregungen in den letzten Jahren. Es bestehen seit einigen Wochen Beklemmungen, Schweißausbrüche, Kurzatmigkeit beim Stiegensteigen. Kopfschmerzen ohne bestimmte Lokalisation. Zeitweise auch Schmerzen im Kreuz und diffus im Oberbauch. Grazil. Haut etwas blaß. Deutl. Lidtremor. Hnn. frei. Leichte weiche Vergrößerung der Thyr. GrU. um 24 % gest. Lungen, Herz o. B. Akt. rh. BKS 6/16. Geringe normochrome Anämie. Pat. bekam 14 i. v. Novocaininjektionen ohne wesentliche Besserung. Behandlung wurde deshalb abgebrochen. Fortsetzung mit Bellergal ebenfalls keine Besserung der Beschwerden. Nach etwa drei Monaten wurde nochmals mit Novocain und Tonophosphaninjektionen begonnen. Nach der sechsten Injektion gab Pat. eine wesentliche Besserung der Schmerzen sowie Verschwinden der Kopfschmerzen und Schweißausbrüche an. Nach zwölf Injektionen keine Beschwerden. Die Behandlung, die ausgezeichnet vertragen wurde, wurde beendet. G. U. nach der Behandlung um 5 % gesteigert.

Fall 6: K. M., 51 Jahre alt. Gallenblasenentzündung. Blinddarmop. Tonsillektomie, Gelenksentzündung. Bei einem Bombenangriff erlitt Pat. durch Luftdruck einen Ohnmachtsanfall. Es bestehen seit vier Mon. Kreuzschmerzen, Schweißausbrüche, Schwindelzustände. Kopfschmerzen. Kribbeln und Blaßwerden der Finger und Zehen. Som. Guter EZ. Mittelkräftig. Lidtremor. Deutliches Muskelfibrillieren. Keine Struma. Lungen o. B. Aktion rhythm. Töne leise, unrein, RR 124/84 im Liegen, 116/80 im Stehen. Schlaffer Fetthängebauch. Rö. Spondylarthrosis lumbal. Pat. bekam zehn i. v. Injektionen von Asthmocain. Nach der zehnten Injektion war Pat. beschwerdefrei, so daß die Behandlung beendet wurde. Nach sechs Monaten war Pat. noch immer ohne Beschwerden, auch die Kreuzschmerzen waren fast nicht mehr aufgetreten.

Fall 7: H. K., 46 Jahre. Nierenentzündung. Ty. Anfangs 1949 Ischias. Auf Infiltrations- und Vakzineurinbehandlung wohl leichte Besserung, aber anschließend Schweißausbrüche, Beklemmungen, Depressionszustände, kalte Füße und Hände. Befund: Grazile Frau, deutl. Tremor der Finger und Lider. Geringe weiche Vergrößerung der Schilddrüse. Pulmo. Cor. o. B. Aktion rhythm. RR 130/82 im Liegen, 122/84 im Stehen. Ischiadikus o. B. Kein Lasegue. BKS 9/23. Pat. bekam 15 i. v. Novocaininjektionen mit je 100 mgr B_1-Vitamin. Nach der achten Injektion waren die Beschwerden bis auf die hartnäckige Obstipation geschwunden. Nach 15 Injektionen beschwerdefrei, auch die Obstipation war etwas gebessert. Das aufgenommene EKG war sowohl vor der Behandlung als auch nachher ohne Zeichen von Myokardschädigung oder Koronarinsuffizienz.

Fall 8: H. C., 37 Jahre alt. Blinddarmop. Ty. Seit drei Jahren bestehen anfallsweise Halbseitenkopfschmerz mit Erbrechen. Seit zwei Monaten Schmerzen im rechten Oberbauch, Schweißausbrüche. Kopfschmerzen heftiger und häufiger als früher. Beklemmungen und unklare Angstzustände. Befund: Kräftig. Lidtremor. Neurol. o. B. Keine Struma. Pulmo, Herz o. B. RR 120/76 im Stehen, RR 130/74 im Liegen, Gallenblase leicht druckempf. BKS: 9/20. Nach der achten Injektion fühlte sich Pat. vollkommen wohl, auch die Schmerzen im Oberbauch waren geschwunden. Nach der zehnten Injektion wurde Pat. als geheilt entlassen. Acht Monate nachher Kontrolluntersuchung: Beschwerdefrei.

Fall 9: R. L., 46 Jahre. Lungenentzündung. Nikotinabusus. Seit 1½ Jahren treten zunehmend Schwindelzustände und Herzklopfen auf. Beklemmungen und Druck auf der Brust, bes. links neben dem Sternum, die Schmerzen treten bei Linkslage stärker auf. Schwere seelische Aufregungen in den letzten vier

Jahren. Somatisch: Kräftig. Feinwelliger Tremor der Lider und Finger. Hirnnerven frei. Dermogr. gesteigert. Tonsillen zerklüftet. Geringe Vergrößerung der seitl. Schilddrüsenlappen. Raucherkatarrh. Leichte Verbreiterung nach li. Töne leise, unrein. RR 165/95. Im EKG bis auf geringe Veränderungen, die auf Rechtskoronarinsuffizienz hinwiesen, keine wesentlichen Veränderungen. Nach zehn Injektionen von Tutocain war Pat. beschwerdefrei. Die Blutdruckwerte blieben unverändert, auch die EKG-Befunde.

Fall 10: H. J., 47 Jahre. Zystenop. Ischias. Myomop. Blinddarmop. Nierenentzündung. Seit vier Wochen Einschlafen der Finger, dabei treten Schmer-

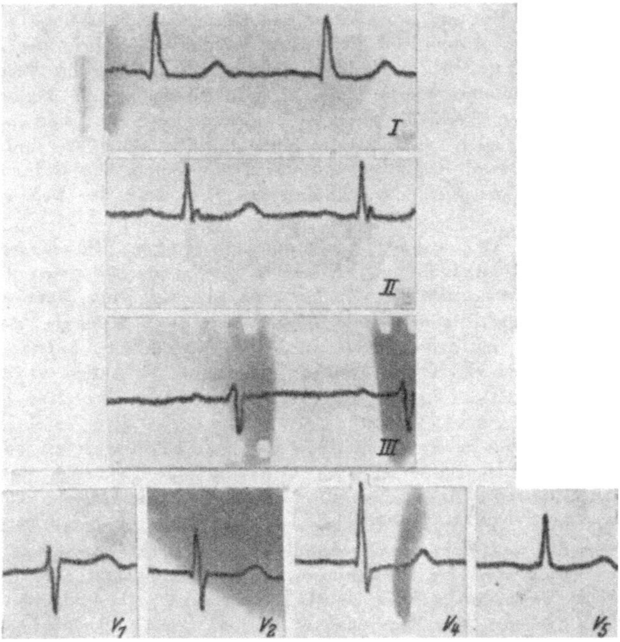

Abb. 11.

zen bes. in der Nacht auf. Beklemmungen und Angstzustände. Keine Beschwerden nach Anstrengungen. Befund: Mittelkräftig. Guter EZ. Haut o. B. Keine Zyanose. Hirnnerven frei. Keine Struma. Cor, Pulmo o. B. RR 132/72 Blutbild morphol. o. B. EKG o. B. Blutzucker 96 mgr%. GrU. normal. Nach 20 i. v. Injektionen von Tutocain war Pat. beschwerdefrei. Nachuntersuchung nach 3/4 Jahren ergab noch immer Beschwerdefreiheit.

Fall 11: A. Z., 73 Jahre. Rippenfellentzündung, Lungenspitzenkatarrh, Bauchfellentzündung, Magengeschwüre. Seit drei Jahren bestehen Herzbeschwerden. Angeblich wurde Angina pectoris festgestellt. (Jod u. Nitro ohne Erfolg.) Es bestehen Schwindelzustände, Beklemmungen und Angstzustände. Die Schmerzen treten meist nachts auf, doch können sie auch nach Aufregungen und Anstrengungen verspürt werden. In den Jahren nach 1945 große Aufregungen. Der somatische Befund ergibt: Grazile Frau in gutem EZ. Keine Zyanose. Kein abn. Puls. Tremor der Finger und Lider. Hirnnerven frei. Keine Struma. Emphysem. Töne dumpf, leise, rein. Aktion rhythm. RR 162/64 im Liegen, 152/64 im Stehen. Keine Zeichen von Dekompensation. BKS 12/26. Das EKG ließ außer einem Linkspositionstyp nur in den V-Ableitungen geringe Zeichen für linksventrikuläre Durchblutungsnot erkennen (Abb. 11). Das Kurvenbild änderte sich auch nach Belastung kaum. Nach der zehnten Injektion waren die Anfälle geschwunden, auch die nächtlichen Schmerzen, die mitunter in die linke Schulter ausstrahlten, waren nicht wieder aufgetreten. Der Blutdruck hatte sich jedoch auf 190/80 erhöht. Pat. ist bis jetzt seit zehn Monaten beschwerdefrei. Der Blutdruck war bei der letzten Kontrolluntersuchung 176/86. Die beiden EKG-Kurven zeigen, daß nur geringe Änderungen durch Novocain zu beobachten sind (Abb. 12).

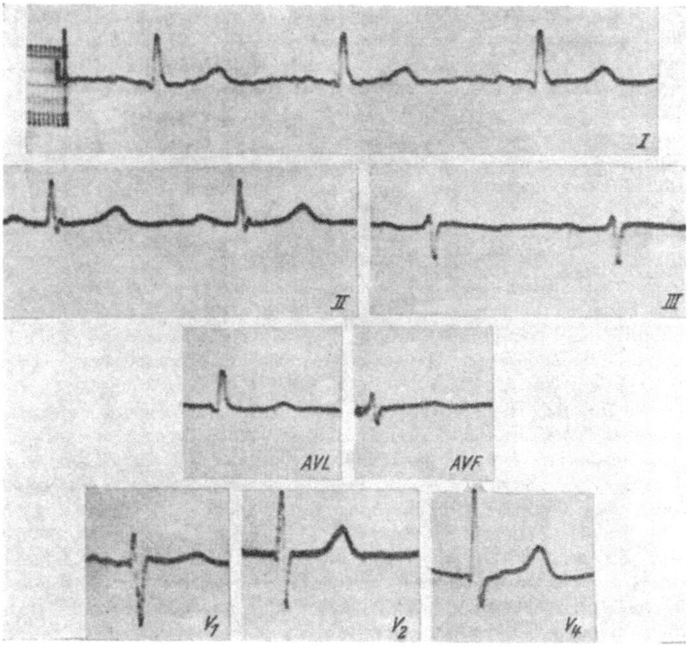

Abb. 12.

F a l l 12: F. H., 52 Jahre. Gallenblasenentzündung. Lungenentzündung. Seit acht Wochen Völlegefühl im Bauch. Appetitlosigkeit. Brennen über der Brust, Beklemmungen und Herzklopfen. Die Untersuchung ergibt: Guter EZ. Deutl. Tremor der Finger und Lider. Haut o. B. Dermogr. gest. Keine Struma. Keine Zyanose. Lungen o. B. Aktion rhythm. Töne rein. RR 142/85, sonst klin. o. B. Das EKG ergab eine geringe Verlagerung der Zwischenstrecke nach unten, sonst o. B. Rö: Magen-Duodenum o. B. Verdacht auf Cholezystopathie. WB I—VIII. BKS 30/56/114. Nach 15 Injektionen war eine Besserung der Beschwerden eingetreten, jedoch war Pat. nicht beschwerdefrei. Nach acht Wochen traten wieder dieselben Beschwerden auf. Nach weiteren acht Injektionen keine Beschwerden. BKS 14/27/72. WB blieb weiter verlängert (I—VIII). Seit sechs Monaten keine Beschwerden ohne Behandlung.

F a l l 13: W. E. Seit vier Jahren angeblich an hohem Blutdruck leidend. Magengeschwüre. Seit einigen Wochen bestehen Schwindelzustände, Beklemmungen, Hitzeandrang zum Kopf, Kopfschmerzen und Schlaflosigkeit. Kräftig. Hnn. frei, keine gröberen Ausfälle der Motorik und Sensibilität. Keine Struma.

Emphysem. Verbreiterung nach li. Aktion rhythmisch, kurzes systol. Ger. a. d Spitze. RR bei der Untersuchung 235/110. Pat. wurde zuerst mit Bellergal behandelt, der Blutdruck ging auf 210 herunter, die Beschwerden blieben jedoch bestehen. Nach zwölf i. v. Tutocaininj. waren die Beschwerden geschwunden. Der Blutdruck blieb auf 190/92 auch nach weiteren zehn i. v. Novocaininj. stehen. Nach einem Jahr war der Blutdruck auf 204/100. Beschwerden bestanden nicht.

Fall 14: W. K. Malaria, Billroth II wegen Duodenalulkus. Seit einem Jahr besteht angeblich erhöhter Blutdruck. Jetzt bestehen Ohnmacht, Stechen zeitweise in der Herzgegend, manchmal Kopfschmerzen, Beklemmungen und Schwindelzustände. Kräftig. Hnn. frei. Keine Zyanose. Kein abn. Puls. Leichte diffuse Vergr. der Thyr. Emphysem. Verbreiterung nach li. Akt. rhythm. RR 196/100. Auf Bellergal und Digitalis sank der Blutdruck auf 175/110. Besserung hielt etwa vier Monate an. Dann wieder stark subjektive Beschwerden. Jetzt wurde ein Blutdruck von 232/110 festgestellt. Nach zehn i. v. Tutocaininjektionen waren die subjektiven Beschwerden geschwunden. Der Blutdruck war nach der sechsten Injektion auf 196/100 gesunken. Es wurden noch sechs Injektionen gegeben bis zur vollkommenen Beschwerdefreiheit. Kontrolle nach acht Monaten ergab keine Beschwerden, Blutdruck 198/100.

Fall 15: M. J., 44 Jahre. Lungenspitzenkatarrh. Angina. Seit 20 Jahren Kopfschmerzen, die anfallsweise in der Gegend der Stirne auftraten. Mittelkr. Guter EZ. Nebenhöhlen frei. Lidtremor ausgesprochen. Tons. zerklüftet. Keine Struma. Cor o. B. RR 138/86 im Stehen, 152/84 im Liegen. Nach 20 i. v. Asthmocaininjektionen waren die Beschwerden geschwunden. Zur Zeit der Periode blieb lediglich eine geringe Mahnung an die früheren Schmerzen bestehen. Sechs Monate nach der Behandlung hielt die Besserung noch immer an.

Fall 16: A. W., 42 Jahre. Blinddarmop. 1945 angeblich Myokardschädigung festgestellt. Seit drei Monaten Stechen in der Herzgegend, Nachtschweiße, Beklemmungen und unklare Angstzustände. Dabei bestanden auch Magenschmerzen, besonders frühmorgens. Kräftig. Guter EZ. Keine Zyanose. Leichte Vergrößerung der Thyr. Lidtremor. Pulmo: vereinz. RG. Cor. Normale Grenzen. Töne etwas dumpf. Akt. rhythm. leicht akz. A 2. RR 130/82 im Liegen, 126/88 im Stehen. Magen-Duodenum rö. o. B. EKG. Linkstyp. Geringer Verdacht auf linksventrikuläre Myokardschädigung. BKS 8/19/67. WB I—VII. Pat. bekam i. v. Tutocaininj. Nach der sechsten Inj. trat ein merklicher Umschwung im Wesen der Pat. ein. Pat., die vorher gedrückt war und einen ausgesprochen kranken Eindruck machte, wurde zunehmend lebhafter und äußerte sich, daß sie spüre, wie sie von Tag zu Tag gesünder würde. Die Beschwerden waren auch nach der zehnten Injektion vollkommen geschwunden, so daß die Behandlung abgebrochen wurde. Acht Monate nach der Behandlung war Pat. bei der Kontrolluntersuchung vollkommen beschwerdefrei. Auch die Magenbeschwerden waren nicht mehr aufgetreten.

Fall 17: N. M., 40 Jahre alt. Seit einigen Monaten bestehen dauernde Kopfschmerzen. Seit sechs Wochen Übelkeiten, Schlaflosigkeit, Herzklopfen, Druck auf der Brust und krampfartige Schmerzen in der Magengegend. Die Untersuchung ergab bis auf leichte Vergrößerung der Thyr. und geringes Emphysem keinen pathologischen Befund. Rö. Magen-Duodenum o. B. Blutbefund o B. RR 134/80. Nach 14 i. v. Asthmocain-Kalziuminjektionen waren die Beschwerden restlos verschwunden. Pat. gab an, daß sie sich bereits nach der vierten Injektion wesentlich leistungsfähiger und frischer fühlte.

Aus dem Angeführten ist also deutlich ersichtlich, daß in der Anwendung der i. v. Novocain-Therapie ein äußerst wirksames Mittel zur Behandlung der vegetativen Störungen gegeben ist. Es ist an dessen Angreifen an beiden Schenkeln des Vegetativums nicht zu zweifeln.

Vor Abschluß dieses Kapitels möchte ich noch besonders auf diejenigen Formen der vegetativen Störungen hinweisen, bei denen die Störungen von Seiten des Magens und Duodenums im Vordergrund stehen. Hier sind es besonders diejenigen vegetativen Störungen, die zu Geschwürsbildungen führen, über die im nächsten Kapitel berichtet werden soll.

Die vegetativen Dysfunktionen sind Störungen in der Gesamtheit des Vegetativums einschließlich der Tiefenpersönlichkeit, die einerseits psychischen und physischen Insulten folgen, anderseits führen sie als prämorbides Stadium zu späteren Organerkrankungen. Seit Adler wissen wir, daß hier sowohl eine erworbene als auch eine angeborene Organminderwertigkeit eine ausschlaggebende Rolle spielt.

2. Die Ulkuskrankheit.

In den letzten fünfzig Jahren wird aus fast allen Ländern der Erde über das ständige Ansteigen der Zahl der Magenkrankheiten berichtet, wie aus den Statistiken sowohl der Kliniken als auch der Krankenversicherungsträger hervorgeht. Besonders die Erkrankungen an chronischen Verlaufsformen, also der chronischen Gastritis und der Ulkuskrankheit, stehen hier im Vordergrund. Die besonders seit Beendigung des ersten Weltkrieges beobachtete Morbiditätszunahme und das weitere Ansteigen im zweiten Weltkrieg wurde aber auch während der dazwischenliegenden Zeit nicht unterbrochen, wie Untersuchungen aus dieser Zeit auch aus Ländern, die nicht unmittelbar von den Kriegen betroffen waren, ergeben hatten. Dabei betrifft die Vermehrung der Häufigkeit sowohl das Magen- wie auch das Duodenalgeschwür, wenngleich auch die Relation zwischen beiden gewissen Schwankungen unterliegt. Das Verhältnis der Häufigkeit dieser beiden Krankheiten unterliegt aber auch in sogenannten Friedenszeiten gewissen regionalen Unterschieden. Dabei ist es interessant, daß die Pathologen zweifellos mehr Magengeschwüre finden als die Kliniker und Röntgenologen, doch sind auch hier seit der Einführung der Gastroskopie (Schindler, Korbsch, Gutzeit u. a.) die Verhältnisse sehr unterschiedlich. Großen Schwankungen unterliegen auch die Angaben über die Häufigkeit der Geschwürsbildung bei beiden Geschlechtern, obwohl im allgemeinen Männer doch häufiger befallen werden als Frauen. Was das Alter anlangt, so werden bereits bei Kindern tödlicher Verlauf einer Ulkusblutung (Wakkerbauer), aber auch eine zunehmende Häufigkeit in höherem Alter (Spang) festgestellt.

Ist also an der Zunahme der Magenerkrankungen nicht zu zweifeln, so steht es leider um die Erkenntnis der Ätiologie und Pathogenese weniger günstig, zumal auch die Beziehung zwischen Gastritis chronica und Ulkus keineswegs geklärt ist.

Es soll hier im Rahmen dieser Darlegungen keineswegs auf die verschiedenen Ulkustheorien eingegangen werden, dies ist an anderer Stelle bereits hinlänglich geschehen. Uns kommt es nur darauf an, die für die Therapie mit intravenösen Novocain- und Tutocainlösungen notwendigen Hinweise zu bringen.

Der Grund für die zahlreichen theoretischen Erklärungsversuche, die sich zum Teil widersprechen, ist wohl in der polygenetischen Entstehung der Ulkuskrankheit zu suchen. Der Magen-Zwölffingerdarmanteil des Gastroenteralschlauches, den ich mit Holler als eine funktionelle Einheit ansehe, kann eben auf verschiedene Reize nur in ganz bestimmter und relativ monotoner Art und Weise reagieren, wie dies auch v. Bergmann jüngst hervorhob. Gerade die gastroskopischen Untersuchungen zeigen dies deutlich, wo neben den gastritischen Schleimhautveränderungen stets die gleichen Ulkuserscheinungen zu finden sind, mögen diese auch in Form, Größe und Lokalisation geringe Differenzen aufweisen.

Zwei Momente müssen bei der Entstehung des Ulkus wohl grundsätzlich auseinandergehalten werden:

1. der Anlaß, der zur Entstehung führt und exogen bedingt sein kann, und

2. die Faktoren, die das im Entstehen begriffene Ulkus nicht zur Spontanabheilung kommen lassen und seine Chronizität bedingen.

Daß den endogenen Faktoren in der weitaus überwiegenden Anzahl der Geschwürserkrankungen die größere Rolle zukommt, geht allein aus der Tatsache hervor, daß selbst schwerste äußerliche Reize, wie etwa Säuren- und Laugenverätzungen, praktisch nie zu chronischen Geschwürsbildungen führen, wenn sie eine intakte Schleimhaut treffen. Es sind daher wohl in erster Linie endogene Faktoren für die Ausbildung der chronischen Geschwürsformen verantwortlich zu machen. Doch kann das gastrische System auf die Mannigfaltigkeit derartiger ulzerogener Einflüsse nur in ganz bestimmter, vom Organismus im voraus determinierter Weise reagieren. Das Ziel einer künftigen Erforschung der Ulkus- bzw. Gastritisgenese muß daher in einer möglichst exakten Erkennung der physiologischen und pathologischen Funktionsvorgänge des Magen-Darm-Traktes unter bewußtem Verzicht auf ein für alle Geschwüre gleich gültiges ätiologisches Prinzip bestehen, dessen Aufsuchen bis jetzt wohl das größte Hindernis für die Ulkuspathogenese darstellt.

Bereits in dem im Jahre 1761 veröffentlichten Werk „De sedibus et causis morborum" von Morgagni ist eine genaue Beschreibung der pathologisch-anatomischen Befunde des Magengeschwürs zu finden, während von Cruveilhier aus der ersten Hälfte des 19. Jahrhunderts eine ausführliche Darstellung der Klinik des Magengeschwürs stammt, in der er für die Entstehung zirkulatorisch bedingter Gastritiden als Vorbedingung postuliert.

Der Begriff des peptischen Geschwürs wurde von Quinke und Bamberger geprägt und läßt bereits den Zusammenhang mit der peptischen Verdauung des Magensaftes erkennen. Virchow sah noch in konsequenter Verfolgung seiner zellularpathologischen Anschauungen und in der „Zurückführung der Krankheit auf die Elemente des Körpers" in dem Magen- bzw. Zwölffingerdarmgeschwür ein organpathologisches Ereignis.

Nach Aschoff, Büchner u. a. kommen mechanische Läsionen sowie Andauung des Gewebes durch den Magensaft für eine ursächliche Entstehung in Frage.

Schon Rokitansky, der ebenso wie Virchow und Hansen Embolien bzw. Thrombosen und Infarzierungen sowie andere organische Gefäßschädigungen annimmt, wies auf den Zusammenhang von Magengeschwüren und Hirnerkrankungen hin. Auch Veil und Sturm, Cushing u. a. bringen Hirnerkrankungen und Magengeschwüre in ursächlichen Zusammenhang, der von anderer Seite (Bodechtel, Sack) allerdings scharf abgelehnt wird. Besonders wurden Magengeschwüre bei Hirnstammgeschwülsten beobachtet (Mogilnitzky, Pigalew, Burdenko), ebenso wurden hämorrhagische Infarzierung, Erosionen und Ulzera nach chronischen Hirnerkrankungen in letzter Zeit von Staemmler beschrieben, der ebenfalls einen kausalen Zusammenhang zwischen Hirnschädigung und Erosionsbildung im Magen und Duodenum annimmt und hiefür zentral bedingte Kreislaufstörungen in der Schleimhaut verantwortlich macht. Die Schlußfolgerung, ob allerdings aus diesen zentral-nervös bedingten Erosionen auch echte chronische Geschwüre des Magens bzw. Duodenums entstehen können, hält er für unbewiesen.

Nach Aschoff kann nur bereits abgestorbenes Gewebe, das die Widerstandskraft gegen die verdauende Wirkung des Magensaftes verloren hat, angegriffen werden. Lange Zeit galt die chemisch-peptische Theorie als die richtige, und ein stark sauerer Magensaft galt für die Ulkusgenese als conditio sine qua non, obwohl Konjetzny, Gutzeit und Teitge und in letzter Zeit auch v. Bergmann die peptische Wirkung des Magensaftes nicht als Bedingung ansehen, da Ulzera sowohl bei super-, als auch norm- und subaziden Werten vorkommen können. Trotzdem scheint beim Ulkuskranken tatsächlich eine Übersäuerung des Organismus zu bestehen (Balint, Holler und Blöch).

Fraktionierte Reihenuntersuchungen des Magensaftes haben ergeben, daß vor allem dem Ulkus am Pylorus höhere Säurewerte zukommen und die Kurven vom sogenannten „Klettertyp“ nur bei diesem und Duodenalgeschwüren vorkommen. Je höher im Magen der Sitz der Geschwüre ist, desto niedriger sind die Säurewerte, denn gerade das kardianahe Geschwür zeigt niemals eine Erhöhung der Säurewerte.

Die Art, wie die Schleimhaut des Magens gegen eine Selbstverdauung, durch die peptische Wirkung des Magensaftes geschützt wird, ist derzeit aber in ihren Einzelheiten nicht bekannt. Ich möchte hier eine Bemerkung Hollers anführen, nach der es durchaus möglich ist, „daß an einer lädierten Stelle der Magenwand die Salzsäure eine Schädigung der Nerven im Terminalretikulum setzt, von wo aus, entsprechend der Vorstellung Speranskys, sich die Erkrankung im vegetativen System verankert und ausbreitet und auch zur Ulkusbildung“ führen kann.

Rössle sieht in der Ulkuskrankheit eine „zweite Krankheit“ im Anschluß an eine Erkrankung des Bauches oder des Brustraumes und denkt an reflektorisch hervorgerufene Spasmen in der Muscularis mucosae mit Gefäßdrosselung und Schädigung der Schleimhaut.

Konjetzny, Schindler, Henning und Czerwensky, Jäger, Gutzeit und Hohlweg, denen sich auch mit einem gewissen Vorbehalt Holler anschließt, haben primär die Gastritis in den Vordergrund der Ulkusentstehung gestellt und so die, wie bereits erwähnt, von Cruveilhier angebahnte Vorstellung weiter ausgebaut. Holler betont hier ganz richtig, daß der Gastritis für die Ulkusentstehung primär eine wichtige Rolle zukommt, dies aber „ebensogut sekundär durch die Erkrankung der Magennerven zustande kommen kann. Sie kann als Quellaffektion (primäre Nervenirritation) ebenso in Betracht kommen, wie sie bei einer von anderer Seite ausgelösten Erkrankung der Magennerven als Zweitschock zur Wirkung kommen kann".

Alle Formen der chronischen Magenerkrankungen haben ein Gemeinsames: „Sie beginnen mit dem Oberflächenkatarrh und führen entweder direkt oder indirekt über proliferative Veränderungen zur Schleimhautatrophie, wobei die zeitlichen Verläufe ungeheuren Schwankungen unterliegen" (Gutzeit und Teitge).

Die begünstigenden Momente des Vitaminmangels bei der Ulkusentstehung wurden von einer Reihe von Autoren (Boller, Kraucher, Stepp) hervorgehoben, ebenso bestimmte Berufsgruppen, die zum Ulkusleiden neigen (Gutzeit u. a.)

Auf eine besondere Form des Magengeschwürs in Hungerzeiten wurde von Hamperl in den Jahren 1918 bis 1923 in Rußland und von Boller, Henning und Czerwensky u. a. in den letzten Jahren des zweiten Weltkrieges und der nachfolgenden Hungerzeit hingewiesen. Es handelt sich dabei um große Nischenulzera, die vorwiegend von Anazidität bzw. Subazidität begleitet sind und denen primär eine Gastritis vorausgeht. Begünstigend für diese Art der Geschwüre, die in der gegenwärtigen Zeit im übrigen fast völlig geschwunden sind, ist die enorme Belastung des zentralen, aber auch vegetativen NS zur Zeit, auch gewisse qualitative und quantitative Nahrungsmangelerscheinungen. Auf eine Zunahme der achylischen Magensaftbefunde in den Kriegsjahren 1939 bis 1945 wies auch Böttner hin.

Jahn beschreibt eine bestimmte Grüppe von Geschwüren, die im Anschluß an Hepatitiden auftreten und durch Funktionsstörungen des Eiweißabbaues in der Leber mit toxischer Wirkung auf die Gefäßzirkulation der Magenschleimhaut zustande kommen sollen.

Nach Beobachtungen von Wichels und Brink entstehen auch bestimmte Formen der chronischen Gastritis auf dem Umwege über eine Leberschädigung, weil die geschädigte Leber aus dem Darm stammende Toxine nicht mehr zu entgiften vermag und diese so über den großen Kreislauf magenschleimhautschädigend wirken könnten.

Zweifellos kommen Vererbungsfaktoren in der Ulkuspathologie große Bedeutung zu, wobei aber nicht nur eine gewisse funktionelle Organminderwertigkeit (Aschner, Bauer, Kalk u. a.), sondern eine abnorme Anlage des gesamten vegetativen Systems nachweisbar ist.

Große Bedeutung erlangte die 1913 von v. Bergmann aufgestellte neurogene Theorie der Ulkusentstehung. Dieser sieht in Stasen und anderen „Kapillarbetriebsstörungen, die der Ausdruck von Innervationsstörungen sind, die die Magenwand an zirkumskripter Stelle in einen Zustand der Ernährungsstörung versetzen“, die Ursachen für die Geschwürsentstehung. Solche lokalisierte Ernährungsschäden des Gewebes unterliegen dann schneller der peptischen Verdauung. Gefäßspasmen oder Drosselung der Gefäße durch Krämpfe in der Muscularis mucosae oder Muscularis propria sind sicher von Bedeutung, doch sind sie keineswegs obligatorisch. Die Disharmonie des vegetativen Systems, wie sie besonders bei „vegetativ Stigmatisierten“ vorkommt, ist die Ursache der auslösenden Spasmen.

Veil und Sturm machen Gefäßspasmen bzw. Spasmen in der Muscularis mucosae mit Drosselung der versorgenden Gefäße, die auf Grund von Fehlsteuerungen des Hypophysen-Zwischenhirnsystems entstehen, für die Ulkusentstehung verantwortlich. Eine ähnliche Auffassung hat, wie schon erwähnt, auch Cushing.

Untersuchungen über das Verhalten der Magentemperatur bei Abkühlung und Erwärmung bestimmter Körperteile, die von Hochrein und Schleicher angestellt wurden, ließen erkennen, daß nur bei vegetativ Labilen, die die Zeichen der neurozirkulatorischen Dystonie boten, eine bemerkenswerte Veränderung der Magentemperatur und der Säureverhältnisse zu beobachten war, während bei gesunden Versuchspersonen keinerlei Änderungen festgestellt wurden. Da wahrscheinlich zwischen Magentemperatur und Magenwanddurchblutung Beziehungen bestehen, wird der Anstieg der Ulkusbeschwerden im Herbst und Frühjahr und bei Erkältungen damit in Zusammenhang gebracht.

Für eine mehr psychogene Entstehung der Geschwüre traten schon Strümpel, Kußmaul u. a. ein. In jüngster Zeit wird besonders von Glatzel diese Entstehungsart als ausschließlich angenommen. Er faßt die Ulkuskrankheit als „abnorme Erlebnisreaktion" auf und glaubt, daß der Zustand der dauernden „Konfliktsituation", in welcher sich der Erkrankte befindet, ausschlaggebend wäre. Seine weitere Aufstellung eigener Ulkusträgertypen, wie die Ausbildung bestimmter Ulkusphysiognomien etc., dürften aber wohl zu weit gehen, wenngleich auch die Bedeutung psychischer Traumen für die Krankheitsentstehung und den Krankheitsverlauf beim Menschen, der über das höchstentwickelte, aber auch am leichtesten beeinflußbare Zentralnervensystem verfügt, von allen Autoren heute anerkannt wird (Nonnenbruch, Feuchtinger, v. Bergmann, Cushing u. a.).

Besonders Veil und Sturm sowie Sturm vertreten gegenüber den älteren Anschauungen einer parasympathisch-myospastischen Ulkusentstehung mehr die Anschauung eines Hypertonus des sympathischen Anteils, wobei besonders segmentale Irritation des Grenzstranges zwischen dem sechsten und zwölften Thorakalsegment eine pathogene Rolle spielen soll.

Von einigen Forschern (Hansen, Kleine-Natrop u. a.) wird besonders auf die allergische Reaktionslage hingewiesen. Nothaas äußert die Vermutung, daß die Geschwürskrankheit als Antigen-Antikörperreaktion aufzufassen sei, und hält die Abbauprodukte von Fleisch-, Eier- und Milcheiweiß mit größter Wahrscheinlichkeit für „Allergene".

Noch komplizierter wird die Frage der Pathogenese, wenn die Ergebnisse der experimentellen Forschung sowie der operativen Vagus- und Sympathikusausschaltung zur Klärung herangezogen werden.

Operationen am Grenzstrang ebenso wie am Splanchnikus können im Tierexperiment sowohl Geschwüre hervorbringen als auch diese bei Menschen zur Heilung bringen (Cushing, Baumgartner, Job und Kux, Mandl u. v. a.).

Besonders Untersuchungen über die Magenmotilität und Säureproduktion nach Resektion der Nn. splanchnici ergaben durchaus widersprechende Ergebnisse. Es bestehen hier keineswegs so einfache Korrelationen, die vielleicht eine Erklärung finden können in der von Sturm inaugurierten „biphasischen Innervationsstörung der Magenwand beim Ulcus ventriculi".

Auf die Bedeutung des Angstaffektes für die Ulkuskrankheit hat in letzter Zeit S i g l hingewiesen. Die Angst, die sich als geistig-seelische Spannung in der Großhirnrinde abspielt, hält die vegetativen Zwischenhirnzentren ebenfalls in einem dauernden Spannungszustand, dadurch werden die reflektorisch ausgelösten vegetativen Funktionen in Unordnung gebracht und es kommt zu längerdauernden Gefäßspasmen mit Ernährungsstörungen, die schließlich zu Nekrosen der Schleimhaut führen können. Die Erkrankung sitzt also nicht in der Schleimhaut, sondern im Nervenzentrum. Eine Auffassung, die bereits S p e r a n s k y vertritt. Dieser sagt, daß nicht das periphere Geschwür die Erkrankung darstellt, sondern dies nur ein Folgezustand der Erkrankung des Nervensystems ist. Morphologische Unterlagen für diese Auffassung hat besonders Ph. S t ö h r jun. erbracht, indem er schwere degenerative Veränderungen der intramuralen Ganglienzellen bei Erkrankten zeigen konnte, die an Magenbeschwerden litten, ohne daß die vorgenommene Magenresektion ein Ulkus zur Ansicht brachte.

Unter den funktionellen Störungen, über die die Magenkranken am häufigsten klagen, steht wohl an erster Stelle der Schmerz Wir unterscheiden verschiedene Arten: den Frühschmerz, Nüchternschmerz und Spätschmerz. Es soll hier weder auf die zahlreichen Schmerzhypothesen noch auf die verschiedenen Qualitäten des Schmerzes eingegangen werden. Lediglich sei die Tatsache erwähnt, daß gerade der Schmerz es ist, der die meisten Patienten überhaupt zum Arzt führt. Es ist keinesfalls geklärt, ob es sich bei diesen Schmerzphänomenen um Spasmen der Magenwandmuskulatur handelt oder, wie insbesondere H o c h r e i n und S c h l e i c h e r, S p a n g u. a. annehmen, um einen Gefäßschmerz ähnlich den Schmerzen bei Claudicatio intermittens oder Angina pectoris. S i g l lehnt in Analogie an diese Gedankengänge den Begriff Ulkuskrankheit überhaupt ab und setzt dafür den Begriff „Angina gastrica".

Auf die Tatsache, daß „Hypersekretion und Magenschmerz der klinisch und röntgenologisch nachzuweisenden Ulkusbildung vor allem bei den Fällen vorangeht, die lange Zeit, wie so häufig, unter der Diagnose Neurosis ventriculi geführt werden, bis es schließlich oftmals erst nach Jahren dennoch zur Ulkusbildung kommt", hat S t ö r k hingewiesen. Wieweit hier neurale Prozesse, wie sie Ph. S t ö h r jun. beschreibt, in Frage kommen, ist zur Zeit noch nicht zu entscheiden. Wichtig ist zweifellos die Hypothese Speranskys, daß das gesamte vegetative Nervensystem als ein großes, ungeheures Synzytium den ganzen Organismus durchzieht und von jeder Stelle aus erregt werden kann. Die Untersuchungen Ph. Stöhrs jun. haben für diese teilweise erst hypothetisch postulierte Annahme Speranskys die morphologische Grundlage erbracht. Auch W. Stern, ein Mitarbeiter von Coronini, hat die neuralen Alterationen in Ulkusmägen auf Grund der Arbeiten von Ph. Stöhr jun. studiert und die von ihm beschriebenen hyperplastisch-degenerativen Nervenänderungen zur Ansicht gebracht. Versuche Sterns, eventuelle Neurosekretprodukte in dem intramuralen Nervenplexus dieser Ulkusmägen darzustellen, brachten bisher kein Ergebnis. Immerhin ist die Tatsache beachtlich, daß die Photographie (in Vergrößerung bis zu 3000fach) intrafibrilläre Vakuolen aufdeckt, die vielleicht im Sinne einer gesteigerten Neurosekretion zu deuten wären. Stern vermutet daher auch, daß auffallende Lückenbildung in den intramuralen Ganglienzellen, die sonst keinerlei Degenerationszeichen aufweisen, der vermehrten (?) Ausscheidung eines Sekretionsproduktes und nicht einer besonderen Schädigung ihren Ursprung verdanken.

Zusammenfassend können wir sagen, daß die Ulkuskrankheit des Magens bzw. Duodenums eine polygenetische Erkrankung ist, für deren Entstehung vor allem neurohormonale Regulationsstörungen des vegetativen Systems einschließlich der Veränderungen der Tiefenpersönlichkeit verantwortlich zu machen sind. Eine große Rolle kommt sowohl den Störungen in der Peripherie, also im Bereiche des Vagus- und Sympathikus, aber auch solchen im Kortex und den zentral-nervösen Fehlsteuerungen im dienzephalen Kerngebiet zu. Gerade die teils synergische, teils antagonistische Innervation des gastralen Systems ist es, welche für die Disharmonie im vegetativen Geschehen verantwortlich zu machen ist und die mannigfaltige Symptomatologie der Ulkuskrankheit hervorruft. Jeder Reiz, der einen gesteigerten Tonus des vegetativen Systems erzeugen kann und das normalerweise in Mittellage arbeitende System der Regulation und Gegenregulation aus dem Gleichgewicht bringt, wirkt sich als Störung des neuro-vaskulären Reaktionsablaufes aus. Im Vordergrund aller Störungen steht daher die Gefäßreaktion, die ihrerseits wieder Rückwirkungen auf Sekretion und Motilität nach sich zieht. Bei Einbeziehung des

Rickerschen Stufengesetzes, um das die moderne Pathologie nicht mehr herumkommen kann, sind daher zwanglos alle Symptome zu erklären, da das Ulkus nur ein Glied in der pathischen Kette ist, die vom Kortex bis zu den letzten Zellen der Peripherie reicht. Von jeder Stelle aus und durch Reize verschiedenster Art, wie psychische Einflüsse, Mangelernährung, Fokalinfekte und Fokaltoxikose (Slauck), Sensibilisierung durch Allergene usw., können Erkrankungen des gesamten neuro-vegetativen Systems zustande kommen. Dabei ist jedoch zu bedenken, daß auch die Peripherie über gewisse Steuerungsmechanismen verfügt. Erst wenn auch diese versagen, dann kann sich die zentralnervöse Fehlsteuerung voll auswirken und zur Ulkusbildung führen. Das Vorhandensein von Salzsäure vermag begünstigend auf den Ulkusprozeß einzuwirken, als conditio sine qua non kann die Gegenwart der Salzsäure jedoch nicht aufgefaßt werden.

Das wechselnde Bild der verschiedenen Krankheitszeichen, das bald vom Sympathikus, bald vom Parasympathikus beherrscht wird, wurde von S. Wagner unter Berücksichtigung der vegetativen Ausgangslage zum Zwecke einer gezielten Therapie in verschiedene Gruppen zusammengefaßt. Wagner mißt den Fehlleistungen und organischen Schädigungen des vegetativen Nervensystems bei der Ulkusentstehung große Bedeutung bei. Es darf hiebei allerdings nicht vergessen werden, daß für die Pathogenese der chron. Gastritis und des Magen-Duodenalgeschwüres Störungen im Hypophysen-Zwischenhirnsystem sowie des funktionellen Überwiegens vom sympathischen und parasympathischen Anteil des vegetativen Systems nicht als ursächliche, sondern nur als auslösende Momente in Frage kommen. Diese können erst bei organischer bzw. funktioneller hereditär-konstitutioneller Unterwertigkeit des gastrischen Systems zur Manifestation der Erkrankung führen.

Aus dem Gesagten geht hervor, daß wohl die zentrale und auch periphere vegetative Komponente der Krankheitsentstehung beeinflußbar ist, daß aber eine Änderung der hereditären Verhältnisse zunächst noch nicht gelingt.

Unter den zahlreichen Medikamenten, die eine Beeinflussung des vegetativen neurohormonalen Systems bezwecken, stehen zweifellos, wie schon in früheren Kapiteln dargetan wurde, die Novocain-Körper in erster Reihe. Ihre Wirkung ist weder in rein sympathikomimetischer (Bosse-Rohkrämer u. a.) noch in parasympathikomimetischer Richtung (Dittmar, Hagedorn u. a.) zu suchen, obwohl wenigstens experimentellen Untersuchungen zufolge die vagustonisierende Komponente dominiert.

Die günstigen Erfahrungen, die ich in der Behandlung der allgemeinen vegetativen Dysfunktionen mit Novocainkörpern gemacht habe, sowie die Mitteilungen von Dittmar, Leutke und Kamieth, Ronhier, Fuchs und Benedetti u. a. ließen an eine ausgedehnte Anwendung der Novocainverbindungen bei Magenleiden denken. Gleich Dittmar habe ich keinen Unterschied zwischen „entzündlicher" Gastritis und eigentlicher Ulkuskrankheit gemacht. Bei den behandelten Patienten war die Verteilung auf beide Geschlechter annähernd gleich, ebenso das Verhältnis zwischen den verschiedenen Lebensaltern. Nach meiner Erfahrung ist in jedem Alter die Novocaintherapie im Falle einer chron. Magenkrankheit geeignet.

Bereits 1948 hatte ich über gute Erfolge durch hohe i. v. B_1-Vitamindosen bei Geschwüren berichtet. Ich möchte allerdings meine damalige Annahme betreffs ursächlicher Hypovitaminose einer Korrektur unterziehen, da meiner Meinung nach zur Vitaminmangeltherapie doch noch ein neurovegetativer Faktor hinzukommt.

Ich habe daher in den letzten zwei Jahren grundsätzlich alle über Magenbeschwerden klagenden Patienten, gleichgültig ob röntgenologisch Ulzera, Gastritiden oder nur Motilitätsstörungen vorlagen, einer Therapie mit Novocain bzw. Tutocain unterzogen. Seit etwa einem halben Jahr wurde vorwiegend Asthmocain angewendet.

Die Ergebnisse sind in Tab. 9 zusammengefaßt:

Tabelle 9.

Gesamtzahl der Fälle	Beschwerdefrei		Wesentl. Besserung		Unbeeinflußt	
	rö. geheilt	rö. unverändert	rö. geheilt	rö. unverändert	rö. geheilt	rö. unverändert
192	98	12	36	4	1	41

Im Gegensatz zu Dittmar konnte ich keinen Unterschied im therapeutischen Effekt zwischen beiden Geschlechtern feststellen.

Dittmar berichtet über Mißerfolge bei narbigen Veränderungen besonders am Pylorus. Hiezu ist nach meinen Untersuchungen folgendes zu sagen: Unter den beschwerdefreien bzw. gebesserten Patienten, die rö. unverändert blieben, befanden sich vorwiegend solche, die chron. rezidivierende Ulkusträger oder solche von Ulkusnarben waren. Diese Fälle ließen auffälligerweise auch nach zweimaliger Kur (nach einem Intervall von vier Wochen) dieselben radiologischen Befunde erkennen, trotzdem sie keinerlei Beschwerden mehr verspürten. Allerdings waren unter den unbeeinflußbaren Fällen die sogenannten Narbenulzera am häufigsten.

Die Beobachtungen über günstigere Heilerfolge bzw. zahlenmäßig geringere Rückfälle in den Monaten, die zu saisonbedingter Häufung führten, konnte ich nicht bestätigen, allerdings sind hier sowohl die zahlenmäßigen Angaben Dittmars als auch meine eigenen wohl zu gering, um ein abschließendes Urteil zu ermöglichen.

Einzelne der von mir mit Novocain behandelten Patienten blieben bei einer vierteljährlich durchgeführten Kontrolle vollkommen rezidivfrei. Bei anderen, die rückfällig wurden, trat bereits überraschenderweise nach einigen Injektionen (manchmal genügten vier bis sechs) Beschwerdefreiheit auf, so daß die Patienten weitere Injektionen als überflüssig ablehnten. Acht Patienten, die ein Jahr später neuerdings über Magenbeschwerden klagten, baten direkt um Wiederholung der vorjährigen Kur. Interessant sind jedenfalls die Angaben Dittmars, der durch prophylaktische Novocainanwendung im „zeitlich richtig angesetzten" Moment saisonbedingte Rückfälle bei 38 Patienten verhindern konnte. Diese Angaben werden von Leutke und Kamieth nicht bestätigt. Diese Autoren halten, trotzdem auch sie über Heilungen berichten, die i. v. Novocaintherapie als kausale Therapie überhaupt nicht geeignet. Dazu möchte ich nur bemerken: Was heißt überhaupt „kausale Therapie", wenn letzten Endes alle Autoren sich darüber einig sind, daß die eigentliche Pathogenese der Ulkuskrankheit sensu strictori nicht restlos bekannt ist?

Eine von denselben Autoren angenommene „Suggestiv-Wirkung der Spritze" ist schon deshalb unwahrscheinlich, weil ja tatsächlich röntgenologisch beobachtete Heilungen zu verzeichnen sind. Im übrigen könnte man dieser Suggestivwirkung mit gleichem Rechte jeder bis jetzt geübten Therapie unterstellen. Wieweit suggestive Effekte überhaupt jeder Therapie zukommen, soll hier nicht Gegenstand weiterer Untersuchungen sein. Sicher ist es trotzdem, daß der Glaube an die Heilwirkung einer Behandlung für jede Therapie, der Wille zur Gesundung (wie beispielsweise oftmals auch bei schwerer Sepsis für die Sulfonamid- bzw. Penicillinwirkung) notwendig ist, da die Prozesse ja im lebenden menschlichen Organismus nun einmal vom Groß- und Mittelhirn gesteuert werden.

Daß einer gewissen Diät unter Umständen auch oft nur eine Suggestivwirkung zukommt, dürften die von zahlreichen Autoren angegebenen, sehr stark voneinander abweichenden Diätschemen beweisen.

Ich betone, daß auch meine Beobachtungen einem poliklinischen Patientenmaterial angehören und bis auf einige Fälle fast alle Patienten ihre gewohnten Arbeiten während der Behandlung verrichteten. Daß viele dieser Patienten, besonders die Angehörigen einer Krankenversicherung, den Standpunkt vertraten, daß Feststellung ihrer Gastritis oder ihres Ulkus gleichbedeutend mit einer Aufnahme in den Krankenstand wäre, ist meines Erachtens daher nicht stichhältig. Die ablehnende Haltung von Leutke und Kamieth betreffs der Novocainbehandlung bei Ulkusleiden auf Grund ihrer zahlenmäßigen Angaben ist nicht gerechtfertigt. Selbstverständlich ist Beschwerdefreiheit nach drei bis vier Injektionen ohne die seit Jahren in der Magendiagnostik üblichen Kontrolluntersuchungen kein Maß für einen stattgefundenen Heilungsprozeß. Auch ein röntgenologisches Verschwinden des Ulkus nach so kurzer Zeit ist noch kein Beweis, wie dies von Gutzeit und Teitge auf Grund ihrer gastroskopischen Studien festgestellt wurde.

Die anatomische Heilung eines Geschwürs bedeutet auch nicht die Heilung der Geschwürskrankheit an sich. Dies ist so bekannt. daß darauf nicht erst eingegangen werden muß. Immerhin gelingt es zweifellos, durch Novocaineinwirkung auf das neurohormonale System eine Herabsetzung, zum Teil auch eine Beseitigung der auslösenden vegetativen Dysfunktion zu erreichen. Dadurch wird sowohl eine Heilung der manifesten Erkrankung als auch eine Beseitigung der Ausgangsfaktoren für ein späteres Rezidiv erzielt. Besonders der Ausschaltung des Schmerzes kommt für die Heilung eine überragende Rolle zu, doch darf diese natürlich nicht zu einer vorzeitigen Unterbrechung der Behandlung führen. Erst dann kann es zu den von Leutke und Kamieth angeführten Folgen kommen.

Das Verhalten der Magensaftsekretion und der Säurebildung nach Novocainanwendung bei Magenkranken ist durchaus uneinheitlich. Sowohl Vermehrung der Sekretion und der Säurebildung als auch Verminderung kommt zur Beobachtung, maßgebend ist hier wohl in erster Linie das Wildersche Ausgangswertgesetz. Die Wirkung des Novocains äußert sich besonders bei hypotonischen Mägen in einer Steigerung des Tonus der Magenwand bzw. einer Lösung der spastisch kontrahierten Muskulatur im Kardia- und Pylorusbereich. Auf diese Motilitätsveränderungen nach Novocainanwendung sind wohl auch die Beseitigung von oft langdauernden Obstipationen zurückzuführen.

Die Zahl der für eine Kur benötigten Injektionen schwankt zwischen 10 und 20 Injektionen. Ich betone jedoch ausdrücklich, daß die eventuell auftretende Beschwerdefreiheit nach drei bis vier Injektionen, auf die bereits Dittmar hinwies, nicht zum Abbrechen der Behandlung berechtigt. Versuche einer sogenannten „Intervalltherapie", wie die früher von Dittmar angegebene, führten zu keinem eindeutigen Ergebnis. Ich glaube, daß hier die Verhältnisse auch durch bioklimatische Faktoren sich viel komplizierter gestalten, als wir dies bis nun annehmen. Diese Einflüsse sind aber noch zu unbekannt, daß hier bereits allgemeingültige Gesetze aufgestellt werden können. Selbst Dittmar, der die Novocain-Behandlung in Analogie zu Beobachtungen bei allergischen Erkrankungen inaugurierte, erwähnt, daß die „Beobachtungen noch zu kurzfristig und zu unvollständig" sind. Weitere Untersuchungen und wohl auch experimentelle Arbeiten werden aber hier bestimmt noch weitere Zusammenhänge aufdecken.

Gerade in der Möglichkeit der differenzierten Wirkung der von mir verwendeten Novocainverbindungen liegt der wesentliche Vorteil dieser Behandlung. Besonders die Konsolidierung der labilen Gleichgewichtslage, also die Zurückführung auf einen physiologischen Gleichgewichtszustand im neuro-hormonalen System, ist zu erreichen. Dadurch wird die im Vordergrund des pathischen Geschehens stehende Fehlsteuerung dieses Systems im Hinblick auf die terminale Strombahn mit anschließenden Ernährungsstörungen im betroffenen Gewebsabschnitt günstigst beeinflußt.

Die intravenöse Novocainanwendung ermöglicht es demnach auch, die der Manifestation eines Magenleidens vorangehende

Krankheitsbereitschaft zu sanieren. Dies um so mehr, als dadurch keine Schädigung des kranken Menschen eintritt. Bei günstigem Erfolg aber können viele Arbeitstage und kostspielige Diätschemen erspart werden. Kommt man nach etwa zehn bis zwölf Injektionen doch nicht zum angestrebten Ziel, so ist noch immer ein Wechsel in der Therapie möglich.

Aus der Kasuistik mögen nur einige Fälle auszugsweise angeführt werden.

Fall 1: A. D., 52 Jahre alt. Seit drei Jahren bestehen Magengeschwüre. Wiederholte Behandlungen mit Larostidin und and. Medikamenten ohne länger anhaltenden Erfolg. Seit einem Jahr wieder saures Aufstoßen, krampfartige Schmerzen im Epigastrium nach dem Essen, Neigung zu Verstopfung.

Status. Mittelgr. Pat. Guter EZ. Haut o. B. Hnn. frei. Lidtremor. Leichtes Emphysem. Cor o. B. Akt. rh. RR 120/62 stehend, 132/60 liegend. Abdomen weich. Keine path. Resistenzen. Diffuse Druckempf. im Epigastrium, stärkere Druckempf. in der Gegend des Plexus solaris. Rö: 22. 3. 1950: Ptotisch elongierter Hakenmagen, dessen tiefster Punkt drei Finger unter den Darmbeinkamm reicht. Zeichen hypertrophischer Gastritis. In Korpusmitte findet sich an der Hinterwand eine etwa haselnußgroße Nische. Normale Peristaltik und Entleerung. Der Bulbus duodeni mittelgroß, gut entfaltbar.

Nach sechs i. v. Injektionen von Novocain (Asthmocain) keine Schmerzen. Die Behandlung wurde nach 15 Injektionen beendet.

Kontrolluntersuchung am 2. 6. 1950: Der Befund ist bei der heutigen Kontrolle wesentlich gebessert. Es bleibt nur das Kontrastmittel an der Stelle des Ulkus etwas haften, eine Nische läßt sich aber nicht darstellen (Zustand nach Ulcus ventriculi).

Klinisch bestehen keine Beschwerden.

Nachuntersuchung am 28. 8. 1950 ergab Beschwerdefreiheit.

Fall 2: J. F., 54 Jahre. Seit vier Tagen Magenbeschwerden. Aufstoßen, krampfartige Schmerzen im Epigastrium. Kein Erbrechen, aber Brechreiz. Somatisch: Mittelkräft. Mann. Mittelguter EZ. Haut o. B. Keine Struma. Leichtes Emphysem. Leichter Druck im Epigastrium und rechts am Nabel. RR 160/62. Töne dumpf, rein.

Röntgen am 28. 6. 1949: Geringe Gastroptose. Die Schleimhautfalten des Magens sind etwas verbreitert und leicht unregelmäßig. Einwandfreie Peristaltik. Knapp oberhalb vom Angulus an der Kleinkurvaturseite eine daumenkuppengroße, leicht druckempfindliche Nische. Der Bulbus duodeni ist etwas flüchtig gefüllt, an der Spitze leicht eingeengt. Keine darstellbare Nische. Keine wesentliche Druckempfindlichkeit des Bulbus. Erg.: Mäßige Gastritis. Ulcus ventriculi. Ein Ulcus duodeni ist nicht mit Sicherheit auszuschließen.

Pat. bekam 22 i. v. Novocaininjektionen. Nach acht Injektionen war Pat. beschwerdefrei. Eine besondere Diät wurde nicht eingehalten.

Bei der Kontrolluntersuchung am 19. 9. 1949 bestanden keine Beschwerden von Seiten des Magen-Darmes. Rö.: Im Vergleich zum letzten Befund keine darstellbare Nische mehr am Angulus des Magens. Die Schleimhautfalten des Magens noch leicht verbreitert. Auch der Bulbus duodeni ist besser darstellbar, nur an der Spitze etwas eingeengt. Keine wesentliche Druckempfindlichkeit im Bereich von Magen und Duodenum.

Kontrollen in dreimonatigen Abständen bis zum Juli 1950 ergaben keine weiteren Beschwerden. Zu erwähnen wäre hier noch, daß Pat. ein starker Raucher ist und das Rauchen wohl etwas einschränkte, aber nicht aufgab.

Fall 3: P. A. Angeblich seit 1939 magenleidend. Trotz verschiedener Behandlungen immer wieder Rezidive. Pat. kam am 6. 2. 1950 in Behandlung. Die Untersuchung ergab: Mittelkräftig. Pat. Etwas reduz. EZ. Zunge leicht belegt. Cor, Pulmo o. B. RR 120/56. Deutl. Druckempfindlichkeit im Epigastrium und re. 2 cm vom Nabel, daselbst auch leichte Defense. Leber o. B. BKS 1/2/19. Serumbilirubin normal. Leichte hypochrome Anämie. B. B. morphol. o. B. Die Schellongsche Kreislaufregulationsprüfung ergab deutl. hypotone Kreislaufregulation. Röntgen: Am Magen nur mäßig ausgeprägte Gastritiszeichen. Der Bulbus duodeni nicht wesentlich deformiert, druckempf. Nahe der Basis eine konstante pfefferkorngroße Nischenbildung. Auf Rollkuren mit Targesin und ausschließend Larostidin keine Besserung. Bereits nach fünf i. v. Novocaininjektionen, die mit Lävosan kombiniert gegeben wurden, trat Schmerzfreiheit ein. Nach der zwölften Injektion ergab die Röntgenkontrolle eine wesentliche Besserung der gastritischen Schleimhautverdickung. Die Einziehung an der Basis war nicht mehr zu sehen und der Bulbus nicht druckempfindlich. Nach 20 Injektionen wurde die Behandlung beendet. Nachkontrolle nach sechs Monaten ergab Beschwerdefreiheit.

3. Das Asthma bronchiale.

Die intravenöse Novocaintherapie des Asthma bronchiale wurde zuerst von französischen Autoren (Ghali, Bourdin und Guiot, Ameuille, Roques und Mitarbeiter u. a.) angegeben. Gegen Ende des Krieges berichtet dann Jenning (1943) über günstige Erfahrungen, denen weitere Mitteilungen von Bosse und Rohkrämer, Lampen, Dittmar, Kraucher, Hazard, Pipkorn u. a. folgten. Übereinstimmend wurde von allen Autoren die günstige Beeinflussung sowohl des Anfalles als auch der Anfallsbereitschaft durch die Novocainkörper hervorgehoben, ohne daß jedoch eine allgemeingültige Erklärung des Wirkungsmechanismus gegeben werden konnte.

Die Schwierigkeiten, die der theoretischen Begründung der Wirkungsweise der intravenösen Novocain-Therapie entgegenstehen, sind nicht nur in der schwierigen Einordnung des Novocains als vegetativ wirkendes Pharmakon, sondern auch in der durchaus noch ungeklärten Pathogenese des Bronchialasthmas (A. b.) zu suchen. Die Kenntnis der Pathogenese des Asthma bronchiale erscheint deshalb von Wichtigkeit, weil nur dadurch die Wirkung auf die neurovegetativen, hormonalen und immun-biologischen Veränderungen im Organismus durch das Novocain einigermaßen erklärt werden kann.

Ohne Berücksichtigung der älteren Theorien muß leider festgestellt werden, daß der Mechanismus des Anfalles im Einzelfall ebensowenig wie die Pathogenese des A. b. im allgemeinen restlos geklärt sind. Nach den älteren Anschauungen (L a e n n e c u. a.) liegt dem Anfall ein vom Sympathikus gesteuerter Krampf der Bronchialmuskulatur zugrunde. Anderseits sollte in Anlehnung an die Vagotonielehre von E p p i n g e r und H e s s eine Erhöhung des Vagustonus für die Pathogenese des A. b. von maßgeblichem Einfluß sein. Nach H o c h r e i n u. a. sind Tonusschwankungen des vegetativen Systems und damit verbundene geänderte Blutverteilung im alveolären und bronchialen Kapillarsystem mit örtlicher Exsudation Ursache für den asthmatischen Anfall. D n a u - z i c vertritt die Anschauung, daß eine Erschlaffung der Bronchialmuskulatur den Anfall sowie die Kreislaufstörung auslöst, die durch eine Erhöhung des Vagustonus zustande kommt. Ähnliche Auffassungen werden auch von Radiologen, die über günstige Erfolge mit Röntgenbestrahlungen berichten, geäußert (V i e t e n, E i c h h o r n u. a.).

Die derzeitige Meinung der meisten Kliniker dürfte mit der Ansicht W e t t e r e r s übereinstimmen, derzufolge der anfallsweisen Störung des Atmungsrhythmus eine Störung des Gleichgewichtes zwischen Vagus und Sympathikus mit wahrscheinlicher Beteiligung der Hormondrüsen zugrunde liegt. Es liegt also auch hier eine v e g e t a t i v e D y s f u n k t i o n v o r, wenngleich diese allein nicht zur Erklärung des A. b. ausreicht.

Es ist hinlänglich bekannt, daß die überwiegende Mehrzahl der Fälle von echtem Asthma bronchiale als e c h t e A n t i g e n - A n t i k ö r p e r r e a k t i o n a u f z u f a s s e n i s t, wobei die Sensibilisierung einer „abnormen Reagibilität" des vegetativen Nervensystems (N o n n e n b r u c h) auf spezifische, aber auch unspezifische Antigene entspräche. Als Antigene kommen Nahrungsmittel-, Pflanzen-, Tier-, Parasiten- und Stauballergene in Betracht. Meist handelt es sich um eiweißartige Stoffe, aber auch Minerale und Kohlehydrate können die Ursache der Antigenbildung sein. S p ä t e r k a n n d a n n d e r P r o z e ß i m N e r v e n - s y s t e m d u r c h F i x i e r u n g a u t o n o m w e r d e n und die Anfälle auch ohne Vorhandensein des spezifischen Allergens durch andere Reize zur Auslösung kommen.

Eine besondere Rolle in der Genese des A. b. spielt die psychische Einstellung des Erkrankten. Schon K r e h l weist auf die psychische Eigenart der Asthmatiker hin, und die zweifellosen Erfolge der Psychotherapie (S c h u l t z e, K i b l e r u. a.) scheinen hier begründet.

Viel zum Verständnis der Pathogenese haben die Untersuchungen von Baltisberger, Bronkorst und Dijkstra, Verzar, Reinhardt, Luisada, Braeuker u. a. beigetragen. Nach Untersuchungsergebnissen von Baltisberger, Braeuker, Bronkorst, Dijkstra u. a. befindet sich im alveolären Stroma ein ausgebildetes Netzwerk von glatter Muskulatur, Beobachtungen, die allerdings von Engel als nicht allgemeingültig anerkannt wurden. Weiter sind noch neben der neuromuskulären Kontraktilität der Lungen die plasmogene Kontraktilität der Alveolarepithelien zu erwähnen, wie sie von v. Hayek in Versuchen an Mäuselungen nachgewiesen wurden.

Sturm hat in seiner Monographie eine zusammenfassende Darstellung der morphologischen, experimentellen und klinischen Untersuchungsergebnisse über Muskulatur und Innervation der Lungen gegeben. Ausgehend von den radiologischen Beobachtungen von Haudeck, Fleischner u. a. sowie den experimentellen Ergebnissen von Reinhardt und den Arbeiten des Pathologen Kalbfleisch, stellte er die Wichtigkeit des vegetativen Lungentonus heraus und zeigte die Bedeutung der Kontraktilität der Lungen auf. Der schon seit Jacobäus und Alexander gebräuchliche Begriff der Kontraktionsatelektase wurde von ihm durch den Ausdruck „Lungenkrampf“ ersetzt. Er sieht in ihm „die allgemeine Reaktionsform der Lungen auf irgend welche nervalen Reize aus infektiösen Quellen oder aus irradiativen Erregungen von erkrankten Nachbarorganen aus“. Diese aktive Lungenkontraktion ist als Abwehrreflex zu deuten und zentralvegetativ gesteuert.

Eine Bestätigung der Sturmschen Anschauungen wurde erst jüngst von Niedner auf Grund von Studien über das Verhalten der Lunge bei intrathorakalen Operationen erbracht.

Nach Veil und Sturm ist im Zwischenhirn das noch hypothetische Allergiezentrum zu lokalisieren, wobei für diese Lokalisation Störungen des Wasserhaushaltes im Muskeltonus im Mineralstoffwechsel sowie Änderungen der Tiefenpersönlichkeit sprechen. Lampen erklärt die Tatsache des häufigen Auftretens asthmatischer Anfälle während der Nacht durch das Überspringen von Erregungzuständen des normalerweise vom Großhirn gehemmten Schlafzentrums (W. R. Hess), das sich in der Regio retroinfundibularis des Aquäductus Sylvii befinden soll, auf das einstweilen noch hypothetische Allergiezentrum.

Von morphologischer Seite hat Ph. Stöhr jun. schon 1942 nachdrücklichst auf die schweren Veränderungen hingewiesen, die sich beim Asthma bronchiale in den sympathischen Halsgrenzstrangganglien zeigen. Bei operativ gewonnenen Ganglien des Halsgrenzstranges konnten hyperplastische und degenerative Alterationen der Ganglienzellen aufgedeckt werden, die bis zum vollständigen Zugrundegehen der Nervenzelle führten. Ph. Stöhr jun. diskutiert bereits in dieser Arbeit die Möglichkeit, daß das A. b. als Folge einer Störung im gesamten neurohormonalen System aufzufassen ist. In diesem Zusammenhang hat auch Coronini im Sinne des Ganzheitsproblems in der Pathologie über einen Fall von A. b. berichtet, bei dem nicht nur sämtliche inneren Organe, sondern auch das Nerven- und Inkretdrüsensystem untersucht wurden. Dabei konnten die von Ph. Stöhr jun. erhobenen Befunde auch in anderen sympathischen Ganglien nachgewiesen und beträchtliche Veränderungen in den Inkretorganen aufgedeckt werden. Als besonderer „Indikator" des neuralen Geschwürs fand sich eine schwere sogenannte „Neurogene Appendizitis" und granuläre Neurome in der Neurohypophyse. Ob es sich allerdings bei diesen beschriebenen Veränderungen um ein post hoc oder ein propter hoc handelt, ist derzeit nicht zu entscheiden. Die Asthmapolypen des Nasen-Rachenraumes, in denen E. H. Mayer „neurohormonale" Zellgranulome im Sinne von Sunder-Plassmann aufzeigen konnte, seien hier nur als Zeichen bisher unbekannter morphologischer Eigentümlichkeiten beim A. b. kurz erwähnt.

Kurz zusammenfassend kann man sich den Vorgang, der zum asthmatischen Anfall führt, folgendermaßen vorstellen:

Durch die Einwirkung von verschiedenartigen Stoffen auf einen wahrscheinlich in seinen Erbanlagen zu abnormen Reaktionen befähigten Organismus kommt es zu einer Sensibilisierung des Allergiezentrums, aber auch des gesamten nervösen Reflexbogens einschließlich des Terminalretikulums. Bei einer neuerlichen Aufnahme bestimmter, als Sensibilisine wirkender Stoffe springt der Reiz, der von jeder Stelle des gesamten nervösen Reflexbogens ausgelöst werden kann, vom Allergiezentrum auf weitere Zentren im Zwischenhirn im Sinne eines „Kurzschlusses" über und es kommt zu einer aktiven Dilatation der Lungenmuskulatur. Diese Blähung der Alveolen ist verbunden mit der Konstriktion der Gefäße und führt so zur Ischämie des Gewebes im Rickerschen Sinne, wobei noch die Frage nicht entschieden ist, ob die Gefäßkonstriktion rein physikalisch oder — was wahrscheinlich ist — aktiv-nerval bedingt ist. Beobachtungen von Luisada sowie von Reinhardt über rhythmische Aktion der Lungenmuskulatur bzw. des Lungengefäßsystems sprechen für diese Deutung. Diese verminderte Durchblutung ist Grund genug für die entstehende Dyspnoe und die dadurch bedingte Tachypnoe. Gleichzeitig kommt es — ähnlich wie bei der Urtikaria — zu einer vermehrten Exsudation in die Alveolarräume. Die so auftretende Atemnot zieht ihrerseits wieder durch Kohlensäureanhäufung eine Reizung des Allergiezentrums — aktive Dilatation und Exsudation — und Reizung des Atemzentrums nach sich, so daß auch hier eine „Spirale" im Sinne von Fenz entsteht.

Da also das A. b. keine pathogenetisch einheitliche Erkrankung ist und von jeder Stelle des Reflexbogens der Anfall ausgelöst werden kann, ist auch die Zahl der angegebenen therapeutischen Möglichkeiten — je nach dem Angriffspunkt der Behandlung — sehr groß.

In der Therapie des A. b. ist grundsätzlich zwischen der Kupierung des akuten Anfalls und der Herabsetzung bzw. Beseitigung der Anfallsbereitschaft zu unterscheiden. Entsprechend der Möglichkeit der Auslösung des akuten Anfalls von jeder Stelle des Reflexbogens aus kann die Therapie sowohl in der Peripherie als auch im dienzephalen Zentrum angesetzt werden. Alle Behandlungsmöglichkeiten, die eine „Umstimmung" bzw. Desensibilisierung anstreben, haben eine weitgehende Dämpfung der Erregbarkeit des dienzephalen Steuerungszentrums zum Ziele. Dies gilt ebenso für die Fieber- und Proteinkörpertherapie wie auch für die Schockbehandlung, Röntgenbestrahlung und die i. v. Novocain-Therapie im Gegensatz zu den Methoden der Grenzstranganästhesie.

Ich habe bereits im Jahre 1948 meine Erfahrungen mit der intravenösen Anwendung einer 1- bis 2%igen Tutocainlösung beim Asthma bronchiale mitgeteilt. Seither kamen noch weitere 85 Patienten dazu, so daß ich über Ergebnisse an einem Krankengut von 222 Fällen berichten kann. Nach diesen Erfahrungen gibt es zur Zeit keine einfachere und wirksamere Therapie des A. b. als die i. v. Novocain-Therapie. Einen wesentlichen Unterschied zwischen Novocain- und Tutocainlösungen habe ich nicht festgestellt. Gelegentlich bekommt man den Eindruck, als ob ein Zusatz von 2 bis 5 ccm eines i. v. injizierbaren

Kalziumpräparates die Zahl der notwendigen Injektionen verringert, doch sind hier exakte Angaben nur sehr schwer zu machen. Anwendung von Adrenalin oder Morphium während der i. v. Novocain-Therapie ist wegen der Gefahr eines Kollapses absolut kontraindiziert, wie bereits früher ausdrücklich erwähnt wurde.

Tabelle 10.

Zahl der Fälle	Zahl der Injektionen		Geheilt und rezidivfrei	Wesentlich gebessert, aber Rezidive	Nur mäßige Besserung mit Verringerung der Anfälle	Ohne Erfolg
	insgesamt	pro Fall				
222	3448	15	118	45	35	24

Einzelne Fälle stehen bis jetzt fast fünf Jahre unter Kontrolle, ohne daß neuerliche Anfälle aufgetreten wären. Kommt es aber dennoch zu Rezidiven, so genügen oft drei bis fünf Injektionen, um die Anfallsfreiheit wiederherzustellen. Im Durchschnitt genügen ein bis zwei Kuren zu je 10 bis 15 Injektionen.

Besonders eindrucksvoll ist die Wirkung im akuten Anfall. Oft tritt noch während der langsam vorgenommenen Injektion eine deutlich erkennbare Beruhigung ein. Die Atmung wird normaler, die Verkrampfung der Muskulatur löst sich, der angsterfüllte Gesichtsausdruck schwindet und nach etwa 10 bis 15 Minuten ist der Anfall beseitigt. Gelegentlich kommt es aber nach einigen Stunden zu einem neuen Anfall, der ohne weiteres durch eine neuerliche Injektion kupiert werden kann. Nachteile einer zweiten, selbst dritten Injektion an einem Tage habe ich nicht beobachten können. Kontrollen des Blutbildes am Ende einer Kur ließen manchmal einen mäßigen Rückgang der Neutrophilen und ein Ansteigen der Lymphozyten erkennen.

In der Regel genügen 5 ccm einer 1%igen Lösung, doch kann diese Dosis ohne Bedenken erhöht werden, dies gilt besonders für den Status asthmaticus.

Die Gründe für die immer wieder zu beobachtenden Versager dieser Therapie vermag ich ebensowenig wie andere Bearbeiter anzugeben. Zweifellos spielt hier die individuelle Reaktionslage und der Grad der Fixation im Nervensystem eine Rolle. Es sind dies jene Fälle, die oft auf Psychotherapie besonders gut ansprechen.

Im folgenden sollen noch einige Fälle der Kasuistik auszugsweise angeführt werden:

Fall 1: E. G., 22 Jahre alt. Lungenspitzenkatarrh. Öfter Bronchialkatarrh. Seit zwei Tagen plötzlich heftige Anfälle von Atemnot. Die Untersuchung ergibt: Kräftige Frau in gutem EZ. Haut u. sichtb. Schleimh. o. B. Keine Zyanose. Deutliche Dyspnoe. Angestrengte Atmung unter Anspannung der auxiliären Atmungsmuskel. Hnn. frei. Keine Struma. Lidtremor. Lungen: zahlreiche diffuse RG. basal etwas tiefer stehend. Cor o. B. Keine Ödeme. Reflexe gesteigert. BKS 13/30. EKG Keine Zeichen von Myokardschädigung oder Koronarinsuffizienz. Es werden sofort nach der Untersuchung 8 ccm Novocain 1%ig i. v. langsam injiziert. Schon gegen Ende der langsamen Injektion wird die Atmung ruhiger. Nach etwa zehn Minuten ist der Anfall vorüber. Anschließend jeden Tag eine i. v. Novocaininj. Nach 15 Tagen keine Anfälle mehr. Nach einer Kur in Bad Ischl traten etwa sechs Wochen später wieder Anfälle von Atemnot auf. Nach einer Kur mit 20 i. v. Injektionen von Asthmocain keine weiteren Anfälle mehr. Nachkontrolle nach sechs Monaten und nach einem Jahr ergaben Anfallsfreiheit.

Fall 2: H. L., 42 Jahre alt. Schon seit etwa acht Jahren treten besonders im Frühjahr Anfälle von Atemnot auf. Auf Aludrin vorübergehend Besserung. Somatisch: Guter EZ. Kräftig. Bis auf Zeichen vegetativer Übererregbarkeit und bronchit. RG. keine pathol. Befunde zu erheben. EKG: Steilstellung. Keine Zeichen für Myokardschädigung oder Koronarinsuffizienz. Rö. Lungen o. B.

Nach 18 Injektionen von je 4 ccm Impletol keine Anfälle mehr. Im Herbst nochmals 15 Injektionen von Novocain 1%ig. Im nächsten Frühjahr keine Anfälle. Auf eine schriftliche Anfrage teilt mir die Pat., die im Ausland lebt, mit, daß sie auch im Jahre 1949 und 1950 keine Anfälle gehabt hatte.

Fall 3: F. P. Leidet seit über zehn Jahren an heftigen Anfällen von Asthma. Wiederholt in Bad Gleichenberg, Reichenhall und Bad Ischl. Auch auf Meeresluft nur mäßige Besserung. Pat. war während des Krieges bei der Marine eingezogen. Seit etwa vier Wochen wieder heftige Anfälle von Atemnot. Somatisch: Kräftiger Mann in gutem EZ. Haut u. sichtb. Schleimh. o. B. Keine Struma. Hnn. frei. Lungen: Hyperson. Klopfschall, suproklavikular leichte Emphysempolster. Basal tieferstehende Lungengrenzen. Zahlreiche trockene RG. diffus über den Lungen hörbar. Cor: leichte Verbreiterung nach links. Töne dumpf, rein. RR 145/82. Das EKG zeigte geringe Zeichen für linksventrikuläre Durchblutungsnot ohne gröbere Veränderungen des elektrischen Kammerpotentials. Leichte Erhöhung und Verplumpung der P-Zacken in II und III. BKS normal. Rö: Zeichen von Emphysem.

Nach Absolvierung einer Asthmocainkur mit 18 Injektionen blieben die Anfälle aus. Auch die Begleitbronchitis war wesentlich gebessert, nur geringe Auswurfmengen. Pat. machte noch drei Kuren im Abstand von je sechs Monaten durch. Kontrolle nach ein und zwei Jahren ergaben, daß keine Anfälle von Asthma mehr aufgetreten waren. Selbstverständlich bestehen noch geringe bronchitische Erscheinungen.

Fall 4: K. G., 52 Jahre alt. Leidet seit 1929 an Asthma bronchiale. In der letzten Zeit gehäufte Anfälle von Atemnot. Somat. Befund: Guter EZ. Mittelkräftig. Leichte exspir. Dyspnoe. Grenzen basal tiefstehend, hypersonorer Klopfschall, zahlreiche bronch. RG. Cor von Pulmo überlagert. Töne leise, rein, dumpf. RR 122/75. BKS 2/6/60. Nach zwölf i. v. Tutocaininjektionen anfallsfrei. Nach drei Monaten wieder neuerliche Asthmaanfälle. Nach 22 Injektionen wesentliche Besserung. Die Anfallsfreiheit dauert fast ein Jahr. Im Herbst 1949 neuerliche Anfälle von Atemnot. Nach 15 Injektionen von Kalzium-

Asthmocain wesentliche Besserung. Im Frühjahr 1950 setzte eine kardiale Dekompensation ein, die durch Digitalis, Novurit usw. beherrscht wird. Im Jahre 1950 traten keine asthmatischen Anfälle mehr auf.

Zusammenfassend kann gesagt werden, daß uns in der i. v. Novocain-Therapie ein ausgezeichnetes Mittel sowohl zur Kupierung des akuten Anfalles als auch der Herabsetzung der Anfallsbereitschaft zur Verfügung steht. Dies bedeutet nicht nur für den erfahrenen Praktiker, sondern auch für die Klinik eine weitere Bereicherung des therapeutischen Rüstzeuges.

4. Die Neuritiden und Myalgien.

Bei der Behandlung der vegetativen Dysfunktionen, besonders bei der Migräne und Okzipitalneuralgien, war es aufgefallen, daß oftmals bereits nach einer einzigen Injektion die Schmerzen geschwunden waren. Schon Huneke, der seit 1928 mit Novocain verschiedene Schmerzzustände erfolgreich behandelte, berichtet auch über günstige Ergebnisse nach intravenöser Anwendung, obwohl er vor allem für eine andere Applikationsart eintritt. Später wurde besonders von Fenz die Novocain-Therapie bei chronischen Gelenksleiden und Neuritiden bzw. Neuralgien in Form der Umspritzungen und Infiltrationen angegeben, während in neuerer Zeit besonders Pipkorn günstige Ergebnisse bei Migräne mitgeteilt hat. In einer früheren Arbeit wurde auch von mir auf die günstige Wirkung bei rheumatischen Erkrankungen hingewiesen. Auch Braeucker berichtet über günstige Ergebnisse bei verschiedenen Neuralgieformen, besonders des Schädels und der Halsregion, durch Novocaininfiltration der entsprechenden Ganglien und führt die Wirksamkeit, wie bei gewissen Herzmuskelerkrankungen, auf eine Unterbrechung des „pathischen Reflexbogens“ zurück, wodurch es zu einer Normalisierung der Herztätigkeit kommen soll. Dieser Autor behandelte ebenso in den Anfangsstadien befindliche Otosklerosen, die er als neurodystrophische Prozesse ansieht, mit gutem Erfolg durch Infiltrationen in das Ganglion petrosum bzw. in den oberen Pol des Ganglion cervicale supremum.

Dem Novocain kommen — wie bekannt — im allgemeinen vier Wirkungskomponenten zu: die antiphlogistische, die spasmolytische, die analgetische und letzten Endes die zentral wirkende.

Besonders Fenz hat auf die Durchbrechung der kinetischen Kette (Payr) durch Novocain und die Durchbrechung der von ihm aufgezeigten „Spirale“ Schmerz — Hypertonus — Schmerz bzw. Gefäßverengung — Schmerz — Gefäßverengung für die Behandlung „rheumatischer“ Erkrankung als sehr wichtig hingewiesen.

Lériche und seine Schule, Fenz, Althoff, Wischnjewski u. a. verwenden das Novocain bei Behandlung der verschiedensten Erkrankungen vorwiegend als paravertebrale und intramuskuläre Injektion und periartikuläre Infiltrationen und setzen daher die Wirkungsweise des Novocains bei diesen Applikationsarten in den Mittelpunkt ihrer Beobachtungen, während bei der von mir geübten intravenösen Anwendung die zentrale Wirkung auf das Mittelhirn und den Kortex im Vordergrund steht.

Das führende Symptom aller Neuritiden ist bislang noch immer der Schmerz — die Neuralgie —, wobei festzustellen ist, daß dieser absolut keine selbständige Stellung im Krankheitsgeschehen zukommt, da diese ein wesentlicher Bestandteil der Neuritissymptomatologie darstellt (Pette u. a.). Obwohl das Wesen des Schmerzes, seine teleologische Einstellung und die Frage seiner peripheren oder zentralen Entstehung sowie seine Rolle bei der Dilatation bzw. Konstriktion der arteriellen Gefäße durchaus ungeklärt ist, stellt der Schmerz in der Symptomatologie der Neuritiden das führende Symptom dar. Dabei fällt besonders den vegetativen Fasern die Rolle des „tragenden Elementes“ zu, wenngleich auch oft die Symptome von Seiten des zerebrospinalen Systems im Vordergrund stehen können.

Feststehend ist die Tatsache, daß jeder Schmerz, gleichgültig ob Gefäß-, Eingeweide-, Gelenks- oder Muskelschmerz, ein Nervenschmerz ist, während die Lokalisation zentral-peripher auf weitaus größere Schwierigkeiten stößt. Es ist aber nicht Zweck dieser Abhandlung, sich über das Schmerzproblem und die klinischen oder patho-physiologischen Einteilungsprinzipien zu verbreiten, sondern lediglich über die Ergebnisse der i. v. Novocainanwendung bei Neuritiden und Myalgien zu berichten und die Möglichkeiten der zahlreichen Anwendungsgebiete aufzuzeigen.

Nach meiner Auffassung liegt, in Übereinstimmung mit zahlreichen Autoren, die sich mit diesem Problem befaßten, jeder Neuritis, gleichgültig welcher Ätiologie sie ist, immer auch eine Veränderung in den Ganglien zugrunde. Diese können ihrerseits wieder Störungen des gesamten Nervensystems, insbesondere des vegetativen, hervorrufen, wie dies nicht nur die praktische Klinik, sondern auch die Versuche Speranskys und die morphologischen Arbeiten von Ph. Stöhr jun., Sunder-Plassmann u. a. zeigen.

Zur Behandlung kamen 104 Fälle von Neuritiden und 47 „Myalgien". 82 Neuritis-Fälle betrafen eine Neuritis lumbalis bzw. lumbosacralis. Die übrigen 22 Fälle waren Neuritiden des Plexus brachialis, Interkostalneuritis und Neuritis des Nervus medianus bzw. ulnaris (vier Fälle).

Unter Neuritis lumbalis bzw. lumbosacralis (Ischias im eigentlichen Sinne) wird ein klinisches Syndrom verstanden, dessen wesentlichste Bestandteile die Neuralgien im Bereiche des Plexus lumbosacralis sind. Daneben können auch motorische Lähmungserscheinungen und ein- oder beiderseitige Reflexabschwächungen in Erscheinung treten.

Bei Durchsicht des Schrifttums der letzten Jahre, besonders der anglo-amerikanischen Länder, über das ursächliche Vorkommen der Diskusprolapse und deren operative Heilung können Zweifel aufkommen, ob es eine sogenannte „rheumatische" Ischias überhaupt gibt. Doch hat Pette in mehreren ausgezeichneten Abhandlungen auf das zweifellose Vorkommen einer echten rheumatischen Ischias hingewiesen, welcher Ansicht ich mich vorbehaltlos anschließe. Ausgenommen sind hier selbstverständlich Erkrankungen des Plexus lumbosacralis bzw. der Cauda equina, die durch Schädigung infolge Tumoren, Metastasen oder destruierende tuberkulöse Prozesse hervorgerufen sind. Die durch die Spondylosis deformans in diesem Gebiete hervorgerufenen Veränderungen sind durchaus nicht so häufig und sind durch die Novocain-Therapie ebenso zu beherrschen wie Fälle echter rheumatischer Neuritis.

Das klinische Bild umfaßt alle Übergänge vom sogenannten Hexenschuß bis zum vollausgebildeten Ischiassyndrom.

Die Erkrankung bzw. deren Symptomatologie ist abhängig von der Höhe der Schädigung im betroffenen Segment und nur aus dem anatomischen Verlauf der Nerven zu verstehen.

Der Nervus ischiadicus nimmt seinen Ursprung von den ventralen Anteilen der Wurzeln von L 4, L 5, S 1, S 2 und S 3 und von den dorsalen Anteilen von L 4, L 5, S 1 und S 2. In dieser Höhe befindet sich die Bandscheibe zwischen dem 4. und 5. LWK. sowie der Körper des 5. LW., der Nerv zieht dann durch die Foramina intervertebralia über die vordere Wand des Kreuzbeins durch das kleine Becken und verläßt dieses durch das Foramen ischiadicum, welches durch den M. piriformis in zwei Teile geteilt wird. Ein Teil des N. ischiadicus zieht dann als N. tibialis nach abwärts, um sich über dem Calcaneus zu verzweigen. Der N. peroneus communis teilt sich in den N. peroneus superficialis und den N. peroneus profundus oder N. tibialis anterior und versorgt die Muskeln der Vorderseite des Unterschenkels und den Fußrücken. Auf die „schwachen Stellen", die sich aus dem Verlauf des Nerven ergeben, hat H. Hoff in einer Arbeit hingewiesen.

Welches sind nun die Symptome bzw. Unterscheidungsmerkmale, die uns bei der Differentialdiagnose rheumatische Neuritis oder Diskusprolaps zur Verfügung stehen? Zunächst wollen wir die Symptomatologie des Diskusprolaps betrachten.

Bereits im Jahre 1929 hat Schmorl auf Grund ausgedehnter pathologisch-anatomischer Untersuchungen auf die große Bedeutung der Bandscheiben hingewiesen. Nach den Untersuchungen von Luschka bestehen die Bandscheiben embryologisch aus zwei Anteilen, dem weichen Nucleus pulposus und dem härteren Anulus fibrosus. Wenn nun die normalerweise im späteren Leben vor sich gehende Verwachsung beider Teile ganz oder teilweise unterbleibt, so kann es geschehen, daß der Anulus fibrosus nach vorne abgleitet, der Nucleus pulposus durch die Schwere des aufrechten Körpers stärker zusammengepreßt und dadurch das Rückgleiten verhindert wird. Kommt es dann weiterhin durch die vermehrte Spannung zu einem Einriß des Anulus fibrosus, so gleitet der weiche Nucleus pulposus durch den Riß der Bandscheibe in den Spinalkanal und wölbt das Ligamentum longitudinale post. gegen das Lumen des Kanals vor. Es ist aber durchaus möglich, daß bei kleinen partiellen Einrissen der Nucleus pulposus in Ruhelage wieder in seine Ausgangslage zurückkehren kann und so die schmerzhaften Reizsymptome wieder zum Abklingen kommen.

Ein Diskusprolaps zwischen dem 3. und 4. LW führt zu einer Abquetschung der Cauda equina und zu einem Funktionsausfall aller Wurzelnerven, die unterhalb des 3. LW den Spinalkanal verlassen. Nach den Angaben der Literatur betrifft die überwiegende Mehrzahl der Diskusprolapse die Bandscheiben zwischen 4. und 5. LW bzw. 5. LW und Kreuzbein.

Charakteristisch für die Diagnose Bandscheibenprolaps sind folgende Symptome:

1. Ausstrahlungen von neuralgischen Schmerzen in einem bestimmten Segment, besonders bei Doppelseitigkeit. Das Einsetzen

der Beschwerden wird dabei meist im Anschluß an ein Trauma oder nach besonders schwerer Arbeit angegeben;

2. Druck- oder Klopfempfindlichkeit im Bereich des betroffenen Lendenwirbelkörpers;

3. das Laseguesche Phänomen kann vorhanden sein, aber auch fehlen;

4. wichtig ist die Sensibilitätsprüfung, wobei besonders dem von Keegan angegebenen Schema der Schmerzdermatome große Bedeutung zukommt, das von dem Schema nach Head und Förster abweicht. Dasselbe gilt von den Schmerzdermatomen von D. Groß, der beweisen konnte, daß diese sich nicht an die Neuralsegmente halten, die in den Headschen Zonen zum Ausdruck kommen, sondern den Versorgungsgebieten der Gefäße entsprechen. Dadurch entstehen teilweise Überschneidungen der Headschen Zonen, die man sich bis nun nicht erklären konnte;

5. besonders kennzeichnend für das Nucleus-pulposus-Syndrom ist der chronisch-rezidivierende Verlauf, der sich oft über Jahre hinauszieht und allen bisherigen medikamentösen und physikalischen Behandlungsmethoden getrotzt hat;

6. sehr häufig findet man eine Kontraktion der Muskeln entlang der Wirbelsäule, die in der Mehrzahl der Fälle zu einer der gesunden Seite zugekehrten Konvexität führt und durch eine entgegengesetzte Krümmung der kranial gelegenen Anteile der Wirbelsäule kompensiert wird. Eine wesentliche Rolle spielt hier der Schmerz, der reflektorisch zur Muskelkontraktur führt. Die gleichzeitige Gefäßkonstriktion erzeugt ihrerseits durch die Ischämie einen weiteren Schmerz. Diese „Spirale“ zu durchbrechen, gelingt durch die i. v. Novocain-Therapie, wie wir noch später sehen werden;

7. bei radiologischer Kontrolle der Wirbelsäule kann eine ein- oder doppelseitige Verschmälerung des Intervertebralspaltes zu sehen sein, auch fehlt häufig die physiologische Lendenlordose an der Stelle der D. p. (nach Köbcke nur in etwa einem Drittel der Fälle);

8. nur bei höhergradigem Bandscheibenvorfall findet man auch stärkere Vermehrung des Eiweißgehaltes im Liquor;

9. der Myelographie kommt nach Äußerungen zahlreicher Autoren nur bedingte Bedeutung zu und kann durchaus entbehrt werden (Dandy, Beringer, Pette u. a.).

Nach Pette sind leider für die rheumatische Ischias die Symptome in differentialdiagnostischer Hinsicht weniger verläßlich. Immerhin sind bei den nicht durch den Diskusprolaps bedingten Formen die Sensibilitätsstörungen weniger scharf segmental begrenzt, und vor allem treten die vegetativ bedingten Symptome, wie Spannungs- und Schweregefühl, viel deutlicher hervor. Die

Tabelle 11.

Art der Erkrankung	Zahl der Fälle	Zahl der Injektionen		Geheilt	Wesentlich gebessert	Unbeeinflußt
		insgesamt	durchschnittlich			
Neurit. N. med. (Ulnaris)	4	46	12	3	1	0
Plexusneuritis	6	56	9	5	1	0
Intercost. neurit.	10	84	8	9	1	0
Ischiassyndrom	84	1024	12	64	17	3

Reflexstörungen, Obstipation und vermehrte Schmerzen beim Pressen und Niesen, kommen beiden Prozessen im gleichen Maße zu.

Es kann also gesagt werden, daß beide Formen des Ischiassyndroms sehr viele gemeinsame Krankheitszeichen haben, doch gelingt es wohl in den meisten Fällen durch Erhebung einer exakten Anamnese, genaue klinische und radiologische Untersuchung sowie länger dauernde Beobachtung eine Differentialdiagnose zu stellen. Ich halte jedenfalls mit Pette an einem Vorkommen einer rheumatischen Neuritis lumbosacralis fest, im Gegensatz zu einem Großteil der amerikanischen Neurochirurgen. Dennoch betone auch ich, daß eine hartnäckige Therapieresistenz ein häufiges Rezidivieren und die Entstehung eines doppelseitigen, früher einseitigen Prozesses zweifellos in hohem Maße für einen Diskusprolaps sprechen.

Von den 48 Myalgien, die mit intravenöser Injektion von Novocain bzw. Tutocain behandelt wurden, wurden alle nach durchschnittlich acht bis zehn Injektionen geheilt.

Die Ergebnisse der Behandlung bei den Neuritiden sind aus Tab. 11 ersichtlich. Sämtliche Fälle wurden grundsätzlich auf das Vorhandensein möglicher Foki, Diabetes oder anderer Stoffwechselanomalien untersucht, auch wurde in den meisten Fällen ein gynäkologischer Befund erhoben. Fälle, die klinisch und röntgenologisch auf Tumoren oder destruierende Prozesse verdächtig waren, wurden von vornherein von der Behandlung ausgeschlossen, nicht aber jene Fälle, bei denen kleinere D. p. ursächlich in Frage kommen konnten.

Alle in Tab. 11 aufgenommenen Fälle wurden durch mindestens ein Jahr in viermonatigen Nachuntersuchungen auf die anhaltende therapeutische Wirkung der Behandlung kontrolliert.

Fall 1: A. S., 44 Jahre. Gelbsucht. Seit 16 Jahren rezid. linksseitige Ischias. Seit einigen Monaten zunehmende Schmerzen im Kreuz und linken Bein. Pat. kann fast seinem Beruf nicht mehr nachgehen. Stat. somat. Kräftiger Mann in gutem EZ. Haut o. B. Pat. geht mit einem Stock und kann die Wirbelsäule kaum abbiegen. Leichte Vergrößerung der Schilddrüse. Herz in normalen Grenzen. Töne etwas dumpf. Kurzes systol. Ger. a. d. Spitze. Vereinzelte trockene Rhonchi über den Unterlappen. Deutl. Lasègue links. Druckempfindl. des Ischiadiskusstammes. Die Sakroiliakalgelenke und die Wirbelkörper nicht klopfempfindlich. Leichte Reflexabschwächung links. Hypästhesie im Bereich des linken Oberschenkels. Rö: Normaler Kalkgehalt des Beckens und der Lendenwirbelsäule. Die LWS verläuft auffallend gestreckt, man sieht an den lateralen Wirbelrändern und am vorderen Rande des vierten LW mäßige spondylarthrotische Randzackenbildungen. Ebenso besteht am unteren Rande der Sakroiliakalgelenke eine deutliche arthrotische Zuspitzung. WAR negativ, BKS 4/11. Wegen dieses Befundes wurde von mir zuerst der Verdacht einer D. p. ausgesprochen und dem Pat. die Möglichkeit einer Operation zur Behebung seines Leidens in Aussicht gestellt. Da Pat. aber davon nichts wissen wollte, so entschloß ich mich zu einem Versuch mit intravenösen Novocain-Beneuraninjektionen. Nach der neunten Injektion von je 5 ccm Asthmocain und 100 mgr B_1-Vitamin i. v. bemerkte Pat. eine wesentliche Besserung. Nach der zwölften Injektion ging Pat. ohne Stock und war fast schmerzfrei. Nach 20 Injektionen wurde die Behandlung abgebrochen, da völlige Beschwerdefreiheit eingetreten war. Pat. konnte die Wirbelsäule frei, aber etwas eingeschränkt bewegen und ungehindert seinem Beruf nachgehen. Kontrolle nach einem Jahr ergab noch immer Beschwerdefreiheit.

Fall 2: A. B., 40 Jahre alt. Seit zehn Jahren besteht Rückgratverkrümmung. Seit drei Monaten starke Schmerzen im Kreuz, ausstrahlend in den rechten Oberbauch und das rechte Bein. Die Schmerzen bestehen beim Gehen und beim Liegen.

Status präs. Grazile Frau in etwas fettleibigem EZ. Haut o. B. Deutl. Tremor der Lider, leichte weiche Vergrößerung der Schilddrüse. Cor, Pulmo o. B.

RR 142/95. Kyphoskoliose der BWS. Lasègue rechts angedeutet, leichte Reflexabschwächung und Hypästhesie im Bereich des rechten Beines. Rö: Hochgradige Sinistroskoliose und Lordose der LWS sowie Drehung derselben im Gegenzeigersinn, Keilform der oberen LW und der Intervertebralspalten. Die Schmalseite ist rechts gelegen. Seitliches Drehgleiten, besonders des L II. Randexostosen am L III rechts. Verdichtung der Schlußplatten der oberen Lendenwirbel und unregelmäßige Begrenzung derselben. Verschmälerung der Gelenksspalten der Intervertebralgelenke und Verdichtung ihrer Ränder an den oberen Lendenwirbeln, besonders rechts.

Es bestand also eine Osteochondrosis und Spondylosis deformans der oberen Lendenwirbelsäule mit einer symptomatischen Ischias. Trotzdem wurde der Versuch einer Novocainkur gemacht, und das Ergebnis rechtfertigte die Behandlung, obwohl i mir ebenso wie im ersten Fall klar war, daß durch diese Behandlung natürlich keine wesentliche Beeinflussung der Grundkrankheit möglich war. Patientin bekam je 5—6 ccm Tutocain mit 3 ccm Kalzium und 100 mgr B_1-Vitamin. Bereits nach der vierten Injektion trat eine auffallende Besserung ein. Pat. konnte schlafen und wesentlich besser gehen. Nach zehn Injektionen war Pat. beschwerdefrei. Bis zur Kontrolle nach acht Monaten war Pat. mit dieser einzigen Kur beschwerdefrei, die knöchernen Veränderungen an der WS blieben natürlich stationär.

Ich habe absichtlich zwei Fälle mit spondylarthrotischen Veränderungen angeführt, um zu zeigen, daß nicht nur bei den sogenannten rheumatischen Neuritiden, sondern auch bei symptomatischen Formen durch die Novocain-Therapie eine Beschwerdefreiheit erzielt werden kann. Ob hier eine spätere Beeinflussung der Grundkrankheit möglich ist, kann derzeit noch nicht beurteilt werden, doch ist immerhin die Möglichkeit gegeben.

Fall 3: L. B., 40 Jahre alt. Pat. war zehn Monate wegen Ischias im Krankenstand. Er wurde mit den verschiedensten Mitteln, Bädern, KW. etc. behandelt. Bei der Untersuchung bestanden heftige Schmerzen im Kreuz, die in die linke Leistengegend und den Oberschenkel ausstrahlten. Graziler Mann in reduz. EZ. Haut etwas blaß. Hnn. frei. Keine Struma. Pulmo, Cor o. B. Sakroiliakalgelenke frei. Kein Stauchungsschmerz. Klopfempf. zwischen D 4 und D 5, auch die Bewegung der Brust- und LWS fast unmöglich, äußerst schmerzhaft. Lasègue li. positiv. Refl. li. sehr lebhaft. Keine wesentliche Störung der Sensibilität. BKS 15/27, morphol. B. B. normal. Rö.: Lendenwirbelsäule, Kreuzbein. Keine pathologischen Veränderungen.

Diagn.: Rheumat. Ischias links.

Pat. bekam intravenöse Novocain-B_1-Vitamininjektionen dreimal wöchentlich. Nach acht Injektionen keine Besserung. Nach zwölf Injektionen verspürte Pat. geringe Besserung, vor allem war der Schlaf normal. Nach 20 Injektionen war die WS fast frei beweglich. Keine Schmerzen. Pat. konnte endlich nach elf Monaten wieder seinem Beruf nachgehen. Bei der Kontrolluntersuchung nach sieben Monaten war Pat. voll arbeitsfähig und hatte keine Beschwerden. Ein Jahr nach Beginn der Behandlung hielt die Beschwerdefreiheit noch immer an.

Zum Abschluß führe ich noch einen der zahlreichen typischen Fälle an, wie ich sie fast täglich zur Behandlung bekomme.

F. J., 41 Jahre alt. Seit vier Tagen plötzlich heftige Schmerzen im Kreuz und in den linken Oberschenkel ausstrahlend. Die Schmerzen sind besonders bei Bewegung stärker, aber auch nachts besteht wegen Schmerzen Schlaflosigkeit.

Status präs. Kräftiger Mann in gutem EZ. Haut o. B. Keine Struma. Hnn. frei. Cor, Pulmo o. B. RR 137/96. Lasègue li. positiv. Druckempfindl. des Ischiadikusstammes. Leichte Reflexabschwächung links. Hypästhesie am linken Oberschenkel.

Nach vier Injektionen von Novocain-Kalzium bemerkte Pat. eine wesentliche Besserung. Nach zehn Injektionen wurde die Behandlung beendet, da völlige Beschwerdefreiheit eingetreten war. Nach sechs Monaten noch immer keine Beschwerden.

Ich habe nur einige der zahlreichen und stets wieder zur Behandlung kommenden Fälle auszugsweise angeführt, um zu zeigen, daß sowohl bei akuten, aber auch bei scheinbar hoffnungslosen, veralteten Fällen sowohl rheumatischer als auch symptomatischer Neuritiden eine Besserung bzw. Heilung durch die intravenöse Novocaintherapie erfolgen kann. Nach meiner Überzeugung ist diese zur Zeit jeder anderen Neuritistherapie überlegen.

Zusätze von Kalzium oder B_1-Vitamin haben nach meiner Erfahrung einen zweifellosen Einfluß im Sinne einer Behandlungsabkürzung, doch sind sie keinesfalls unbedingt notwendig. Auch ohne diese, mit reinem 1%igem Novocain oder Tutocain kann man dieselben Erfolge erzielen. Im Verlauf von zwei Jahren habe ich nur äußerst selten einen absoluten Mißerfolg gesehen, so daß ich dieses Behandlungsverfahren mit absoluter Überzeugung seiner Wirksamkeit einer Nachprüfung empfehlen kann.

Ich möchte noch zum Abschluß einen Fall anführen, der durch fast fünf Jahre wegen chronischer Ischias von zahlreichen Ärzten und mit zahlreichen Methoden, wie Bienengiftinjektionen, KW., HL., Diathermie, Vitamin B_1 usw., ohne jeden Erfolg behandelt wurde. Die Untersuchung ergab einen mittelkräftigen Mann in etwas reduz. EZ. Haut o. B. Deutl. Druckempf. des linken Sakroiliakalgelenkes. Die WS besonders in der Lumbalgegend fast völlig unbeweglich, jeder Bewegungsversuch wird mit starken Schmerzäußerungen begegnet. Refl. bds. stark gesteigert, leichter Klonus pat. links. Lasègue links deutl. positiv. Cor, Pulmo o. B. Rö.: Winzige Randzacken seitl. am L 4. Ganz leichte Rechtsskoliose der LWS und Drehung derselben im Uhrzeigersinn. Sakroilialkalgelenk frei. Rechts in halber Höhe des Gelenkes, knapp außen davon, eine etwas über erbsengroße. scharf begrenzte Verdichtung, entsprechend einer Enostose. BKS 3/8. Leichte normochrome Anämie.

Diagnose: Spondylosis deformans leichten Grades. Rheumatische Ischias links.

Pat. bekam 20 Injektionen von Asthmocain, 5—10 ccm steigend pro Injektion. Nach zwölf Injektionen war die Wirbelsäule fast frei beweglich, auch bestehen nur mehr geringe Schmerzen. Nach 20 Injektionen wurde wegen Beschwerdefreiheit die Behandlung beendet.

Eine bestimmte Anzahl der zur Heilung bzw. Besserung notwendigen Zahl der Injektionen ist nicht von vornherein festzulegen. Ich habe manchmal nach vier Injektionen bei frischen Fällen wegen Beschwerdefreiheit die Behandlung beendet, in veralteten und chronisch rezidivierenden Fällen aber, die schon vielen Behandlungsmethoden getrotzt haben, sind oft 20 bis 30 Injektionen notwendig. Absoluten Mißerfolg aber — bei Einhaltung der Indikationsbreite — habe ich niemals erlebt. Besonders auf die gute Beeinflußbarkeit der „ischialgischen“ Schmerzen bei Spondylarthrosis deformans und anderen Arthrosen möchte ich ausdrücklich hinweisen. Hier kann natürlich die Dauer der Behandlung eine längere sein als bei den akuten und subakuten rheumatischen Neuritiden. Die absolute Regel aber ist es nicht, daß veraltete Fälle immer mehr Injektionen benötigen als akute. Diese Feststellung stimmt übrigens mit den Erklärungen von Huneke und mit den Beobachtungen von Fenz überein.

Auch bei den Neuritiden mit leichten Rezidiven genügen oft zwei bis vier Injektionen, um den Ausbruch der Erkrankung zu unterdrücken und weitere Schmerzhaftigkeit zu erzielen.

Demnach ist die intravenöse Novocain-Therapie — mit und ohne andere medikamentöse Zusätze — eine wertvolle Therapie der Neuritiden. Sie ist relativ billig, absolut harmlos und leicht zu handhaben. In der Hand des Erfahrenen wird sie stets ausgezeichnete Resultate ergeben.

5. Anhang.

Die in den angeführten Kapiteln angegebenen Indikationen sind nun keineswegs endgültige und ausschließliche Möglichkeiten der intravenösen Novocain-Therapie. Schon Huneke berichtete über eine günstige Beeinflussung bei Hautkrankheiten, besonders bei chronischen Ekzemen. Ich selbst konnte eine überraschende Besserung von ausgedehnten Psoriasisplaques bei Patientinnen beobachten, die wegen Neuritiden in Novocainbehandlung standen.

Von Gohrbandt sowie Holtschmidt werden Erfolge bei progressiver Sklerodermie mitgeteilt. Ebenso scheinen zahlreiche andere Hauterkrankungen, wie Lichen ruber (Jordan und Holtschmidt) und Allergien bzw. Serumkrankheit (State und Wangenheim) ausgezeichnet anzusprechen.

Wieweit die intravenöse Novocainanwendung in der Behandlung der Diabetes mellitus eingebaut werden kann, muß erst die Zukunft weisen.

Auf die günstige Einwirkung bei rheumatischen Gelenkserkrankungen hat schon Huneke hingewiesen. Ich selbst erwähnte in einer Arbeit über die Tutocainbehandlung des Bronchialasthmas im Jahre 1948 Besserungen bei chronischem Rheumatismus. Da aber ein einigermaßen beweisendes, zahlenmäßig größeres Material und längere Beobachtungszeiten fehlen, habe ich von einer ausführlichen Beschreibung bei dieser Erkrankung einstweilen Abstand genommen.

Ziel und Zweck der vorliegenden Arbeit war lediglich eine genaue Beschreibung der intravenösen Anwendung der Novocainkörper in der inneren Medizin und eine möglichst exakte Herausstellung gewisser Krankheitsgruppen, denen allen ein Gemeinsames zugrunde lag: die vegetativen Betriebsstörungen. Als Folge dieser fehlgesteuerten Gefäßregulationen treten funktionelle, aber auch organische Erkrankungen in Erscheinung, die durch die Anwendung des Novocains, besonders durch seine zentralwirkende Komponente, in günstigem Sinne beeinflußt werden. So kommt entweder die eigentliche Krankheit gar nicht zum Ausbruch oder es werden schon eingetretene Krankheitszeichen zum Verschwinden gebracht.

Sicherlich spielen bioelektrische Zustände im Transport des Novocains eine große Rolle, da letzten Endes wohl alle Äußerungen des Lebendigen mit elektrischen Potentialveränderungen einhergehen, die zur Zeit infolge unserer noch mangelhaften Untersuchungs- und Registrierungsmöglichkeiten erst im Beginn ihrer Erforschung stehen. Sicherlich hat Huneke recht, wenn er am Ende seines Buches sagt, daß „alles Lebendige ein elektrisches Verknüpftsein ist, das nur aus dem Ganzen und nicht aus seinen Teilen verstanden werden kann".

Diese Ganzheitsbetrachtung des Lebens und des kranken Menschen schließt natürlich die analytische Forschung nicht aus, doch darf ob der Einzelheiten die Synthese zur Gesamtbeurteilung nicht vergessen werden. Der Arzt ist nicht nur Wissenschaftler, sondern in erster Linie Künstler, denn noch sind die Geheimnisse des Lebens zu groß, um mathematisch exakt erfaßt zu werden, und selbst Untersuchungen im Elektronenmikroskop sagen noch nichts über den Zustand des Lebendigen aus.

VI. Zusammenfassung.

1. Die vorliegende Schrift gibt nach kurzem Eingehen auf die derzeit herrschenden Systeme der Pathogenese eine Darstellung des Baues des vegetativen Nervensystems sowie die wesentlichen experimentellen Ergebnisse der Pharmakologie der Lokalanästhetika wieder, soweit dies für die Wirksamkeit des intravenös zugeführten Pharmakons von Bedeutung ist.

2. Nach Besprechung der Technik intravenöser Novocaininjektionen wird eine eingehende Schilderung einiger für diese

Therapie in Frage kommender Krankheitsbilder, ihrer Pathogenese und der Indikationsbreite der injizierbaren Lokalanästhetika gegeben. Heute muß nicht mehr das Novocain und seine Verbindungen als vegetativ wirksames Pharmakon unter Beweis gestellt, sondern vielmehr die Brauchbarkeit und Verwendungsmöglichkeit in der praktischen Heilkunde herausgestellt werden. Wenn auch in Zukunft noch diese oder jene Eigenschaften des Heilmittels bekannt werden, an ihrer Wirksamkeit ist heute nicht mehr zu zweifeln, obgleich die Wirkungsweise zur Zeit nicht völlig geklärt ist. Die immerhin beachtliche Zahl von über 11 000 intravenösen Injektionen, die ich bis zum Abschluß dieser Schrift selbst ohne jeden Zwischenfall ausgeführt habe, beweisen die absolute Gefahrlosigkeit der Methode bei nur einiger Erfahrung und genügender Vorsicht bezüglich der angeführten Kontraindikationen.

3. Mathematisch exakte Angaben können weder über die Dauer der Behandlung noch über die Anzahl der zur Heilung notwendigen Injektionen gegeben werden. Auch ist es nicht richtig, sich sklavisch an die Dosierungsvorschriften nach einem allgemeingültigen Schema zu halten. Hier ist allein die Erfahrung des Arztes, seine Einfühlung und sein Können in der Auswahl der in Betracht kommenden Fälle richtungweisend.

4. Die von mir angegebenen Indikationsbereiche beinhalten natürlich keineswegs die endgültige Fixierung bestimmter Krankheitsbilder. Weitere Forschungen werden zweifellos noch zahlreiche aussichtsreiche Behandlungsmöglichkeiten der i. v. Novocain-Therapie erschließen. Fest steht jetzt schon, daß durch diese Therapie der Arzt imstande ist, bei zahlreichen Erkrankungen wenn nicht immer Heilung, so doch eine wesentliche Linderung der Beschwerden zu erzielen mit einem Mindestaufwand von Kosten und ebensolcher Dauer der Behandlung. Hinsichtlich der Erfolge ist sie jeder anderen vegetativen Therapie ebenbürtig, wenn nicht überlegen.

5. Das Streben nach wissenschaftlicher Erkenntnis wird die Kunst des Heilens niemals überflüssig machen. In diesem Sinne und aus den Bedürfnissen der praktischen Medizin sowie aus den Ergebnissen der experimentellen Untersuchungen ist diese Schrift entstanden.

Literaturverzeichnis.

Achúcarro, zit. bei E. Herzog
Ajello, L., Wien. med. Wschr.' 214/1949
Alexander, zit. bei Sturm
Althoff, H., Med. Mschr. 7, 1947
—, Therapeutische Novocainanwendung in der inneren Medizin. Dresden und Leipzig 1947
Ameuille, Progr. méd. 10, 1943
Ammon, R., Klin. Wschr. 696, 1941
Ammon, R. und K. Zipf, Klin. Wschr. 1176, 1941
Apáthy, zit. bei Kornmüller
v. Arnim, H. H., Med. Klin. 918 und 949, 1950
Arnold, O. H., Dtsch. med. Wschr. 281, 9, 1950
Aschner, B., zit. bei H. H. Meyer
Aschoff, L., Vorträge über Pathologie. Jena 1925
—, Dtsch. med. Wschr. 1131, 1939
Asratjan, Z., Dtsch. Gesdh.wes. 480, 15, 1947
Auersperg, F., Dtsch. Z. Nervenhk. 155, 1943.
Baltisberger, W., Z. Anat. 241, 1921
Bamberger, Arch. Verdgskrkh. 17, 1911
Barger, G. and H. H. Dale, J. of Physiol. 41, 19, 1910
Bargmann, W., Z. Zellforsch. 610, 1949
—, Klin. Wschr. 617, 1949
Bargmann, W. und Mitarbeiter, Acta Neuroveget. 233, 1950
Bauer, J., Konstitutionelle Disposition, 1917, S. 126
Baumgartner, W., Job, C. und E. Kux, Schweiz. med. Wschr. 435, 1949
Bayer, O., Klin. Wschr. 459, 1949
Bayliss, M. W. und E. H. Starling, J. Physiol. 24, 1899
Beckmann, H., Dtsch. med. Wschr. 426, 13, 1950
Beer, A. G., Med. Klin. 409, 15, 1948
Beichl, L., Wien. med. Wschr. 263, 1948
v. Bergmann, G., Funktionelle Pathologie. Berlin 1936
—, Z. ges. inn. Med. 385, 13/14, 1947
—, Dtsch. med. Wschr. 621, 1948
v. Bergmann, G., Katsch, G. und H. Kalk, Handbuch der inneren Medizin von v. Bergmann und Staehelin. Berlin 1939
Beringer, A., Wien. Z. inn. Med. 295, 1947
—, Wien. Z. inn. Med. 438, 1947
—, Wien. Z. inn. Med. 27, 1948
Bernard, Cl., zit. bei H. H. Meyer
Bernhard, F., Med. Klin. 353, 13, 1948 und 381, 14, 1948
Bertram, F., Dtsch. med. Wschr. 97, 3, 1950 und 134, 4, 1950
Bethe, zit. bei Kornmüller
Bielschowsky, M., Hdb. d. Neurol. Bd. I, 1935

Bier, A., Die Seele, München-Berlin 1939
Birkmayer, W., Wien. med. Wschr. 326, 28/29, 1947
—, Wien. med. Wschr. 230, 21/22, 1949
Birkmayer, W. und K. Huber, Wehrmedizin. I, 329, 1944
Birkmayer, W. und A. Kolleder, Wien. med. Wschr. 324, 27/28, 1949
Björk, G., Dtsch. med. Wschr. 783, 23, 1950
Bock, H. E. und H. Meinrenken, Dtsch. med. Wschr. 1949, 13/14, 1947
Bodechtel, G. und H. Sack, Med. Klin. 4, 1949
Boecke, I., Anat. Anz. Erg.-Heft 111, 1937
Boller, R., Klin. Wschr. 19, 1936
—, Wien. med. Wschr. 115, 1947
—, Der operierte Magen. Wien 1947
—, Die Behandlung des Magen- und Zwölffingerdarmgeschwüres. Wien 1947
—, Wien. med. Wschr. 28, 1949
Bosse, U. und H. Rohkrämer, Ärztl. Forsch. 162, 8/9, 1947
Böttner, H., Med. Klin. 104, 1947
Braeucker, W., Med. Klin. 456, 15, 1950 und 498, 16, 1950
Braitmeier, C., Dtsch. Gesdh.wes. 18, 1, 1947
Bréton, A. und A. Guidoux, Progr. méd. 412, 1946
Bretschneider, Briefl. Mittlg. an C. Coronini
Bronk, D. W. und Mitarbeiter, Amer. J. Physiol. 1, 1938
Bronkhorst, W. und C. Dijkstra, Beitr. klin. Tbc. 445, 1940
Brück, D., Münchn. med. Wschr. 98, 1944
—, Med. Mschr. 327, 5, 1949
Brühl, W., Med. Klin. 21/22, 1947
—, Med. Klin. 11, 1, 1950
Büchner, F., Klin. Wschr. 1, 1930
Büchner, F. und Molley, zit. bei D. Jahn
Bückow, K. M., zit. nach Meusert
Bülbring, E. and H. J. Burn, Brit. J. Pharmacol. 4, 245, 1949
— —, Nature. 163, 217, 1949
— —, J. Physiol. 100, 337, 1941
Burdenko, Z. Neurol. 343, 1933
Burstein, zit. bei Eichholtz
Busch, Acta Helv. Chir. 1950
y Cajal, Ramon, zit. bei E. Herzog
Calzoleri, zit. bei Bosse und Rohkrämer
Cannon, W. B., zit. bei E. Herzog
Cannon, W. B. und Z. M. Bacq, Amer. J. Physiol. 392, 1931
Cannon, W. B. und A. Rosenblueth, Amer. J. Physiol. 104, 557, 1933
De Castro, F., zit. bei E. Herzog
De Castro und Herreros, zit. bei E. Herzog
Coronini, C., Ein histologischer Querschnitt durch das normale und pathologisch veränderte NS.
—, Mikroskopie. 104, 1948
—, Rass. di Neurol. Veget. 373, 1949
Cremerius, J. und H. Curshmann, Dtsch. med. Wschr. 398, 12, 1950
De Crinis, M., Das vegetative System in seinen Beziehungen zu den klinischen Krankheitserscheinungen. 1944
Cruveilhier, Traité d'Anatom. genérale. II. 1852
Curry, M., Bioklimatik, Riederau. Ammersee 1946
—, Wien. med. Wschr. 118, 1950.
—, Acta Neuroveget. 408, 1950
Curschmann, H., Dtsch. Gesdh.wes. 526, 12, 1949
Cushing, H., zit. bei H. Hoff und G. Holler

Dale, zit. bei H. H. Meyer
Dandy, zit. bei Pette
Danielopolu, Schweiz. med. Wschr. 1077, 1944
Dietrich, A., Dtsch. med. Wschr. 445, 1950
Dittmar, F., Dtsch. Gesdh.wes. 44, 2, 1948
—, Z. ges. inn. Med. 351, 11/12, 1949
Dnauzic, zit. bei Sturm
Dogiel, zit. bei E. Herzog
Döring, G., Dtsch. Z. Nervenhk. 449, 1948
—, Dtsch. med. Wschr. 754, 24, 1949
—, Dtsch. med. Wschr. 81, 2, 1950
Dresel, zit. bei Laubender
Dudik, E. und L. Delius, Dtsch. med. Wschr. 540, 17, 1949
Eccles, J. C., zit. bei E. Herzog
Eichholtz, F., Klin. Wschr. 761, 1950
Eichholtz, F. und E. Roesch, Arch. internat. Pharmacodynam. 521, 1949
Eichholtz, F., Fleckenstein, A. und R. Muschaweck, Klin. Wschr. 71, 1949
Einhorn, zit. bei H. H. Meyer
Eisenbrand und Picher, Arch. Pharmaz. 276, 1, 1938
Engel, S., Dtsch. med. Wschr. 382, 1948
Eppinger, H. und L. Hess, Die Vagotonie. Berlin 1910
Eppinger, H., Die seröse Entzündung. Wien 1935
Epstein, E., Wien. med. Wschr. 520, 1947
—, Wien. med. Wschr. 64, 7/8, 1949 und 92, 9/10, 1949
v. Euler, U. S., Acta Physiol. scand. 11, 168, 1946; 12, 73, 1946; 13, 1, 1946
—, Acta Physiol. scand. 63, 1948
—, Nature. 163, 642, 1949
Fenz, E., Behandlung rheumatischer Erkrankungen durch Anästhesie
Ferrari, Schweiz. med. Wschr. 282, 1948
Feuchtinger, O., Med. Klin. 1 und 45, 1947
Feyrter, F., Virchows Arch. 135, 1940
—, Wien. med. Wschr. 287, 1948
—, Wien. med. Wschr. 164, 15/16, 1949
—, 32. Tagg. d. Ges.Pathol. Kiel 1949
—, Klin. Wschr. 533, 1950
v. Ficker, H. und B. de Rudder, Föhn und Föhnwirkungen. Leipzig 1943
Fleckenstein, A., Klin. Wschr. 452, 1950
Fleckenstein, A. und H. Hardt, Klin. Wschr. 360, 1949
Fleischner, zit. bei A. Sturm
Fliege, H. J., Dtsch. med. Wschr. 1567, 51/52, 1949
Frank, A. und J. Leodolder, Wien. med. Wschr. 337, 19/20, 1950
Frey, zit. bei Sigl
Fried, W., Dtsch. Gesdh.wes. 187, 6, 1947
Frommel, Schweiz. med. Wschr. 646, 1949
Frommel und Mitarbeiter, Schweiz. med. Wschr. 1269, 1947
—, Schweiz. med. Wschr. 1298, 1947
Frowein, R. und G. Harrer, Klin. Wschr. 79, 1947
—, Med. Klin. 361, 13, 1948
—, Med. Klin. 1151, 36, 1949
Fuchs, J., Med. Mschr. 167, 3, 1950
Gagel, O., Klin. Wschr. 289, 1947
—, Klin. Wschr. 389, 1947
Gagel, O. und H. Klaes, Klin. Wschr. 295, 1950
Gattermann, E., Med. Klin. 766, 24, 1950

Des Ghali und Mitarbeiter, Presse méd. 8, 1943
Des Ghali, Bourdin und Guiot, Presse méd. 47, 1942
Gerard, zit. bei E. Herzog
Glatzel, H., Med. Klin. 8, 1946 und 1, 1947
—, Klin. Wschr. 257, 1947
Glaubach und Pick, Arch. exper. Path. 162, 537, 1931
Gohrbandt, E., Dtsch. Gesdh.wes. 548, 18, 1948
Golgi, zit. bei Kornmüller
Gräff, S., Dtsch. med. Wschr. 65, 1949
Grimson, K. S., Surg. Gyn. a. Obst. 421, 1942
Grimson, K. S., Kernodle and Hill, J. amer. med. Assoc. 218, 1944
Grimson, K. S., Wilson and Phemister, Ann. Surg. 801, 1937
Gross, D., Acta Neuroveget. 389, 1950
Guggenheim, M., Schweiz. med. Wschr. 657, 25/26, 1947
Gutzeit, K. und H. Teitge, Die Gastroskopie. Berlin-Wien 1937
Haar, H. und W. Weritz, Acta Neuroveget. 87, 1950
Hagedorn, zit. bei Dittmar
Hagen, E., Dtsch. Z. Chir. 667, 1942
Hamperl, H., Erg. Path. 353, 26, 1932
—, Beitr. path. Anat. 85, 1932
Hänsche, A. A., Dtsch. Gesdh.wes. 757, 18, 1949
Hannover, zit. bei Kornmüller
Hansen, K., Allergie. Leipzig 1943
Hansen, K. und H. v. Staa, Reflektorische und algetische Krankheitszeichen der inneren Organe. Leipzig 1938
Hauser, Handb. der spez. Anatomie von Henke und Lubarsch. IV, 1
Hausner und Hoff, zit. bei Sigl
Hauswirth, O., Der prakt. Arzt. 63, 1950
v. Hayek, H., Erg. Anat. 144, 1945
—, Klin. Wschr. 268, 1950
Hazard, R., Actualités pharmacolog. Paris. Bd. 1, 87, 1949
Hazard, R. und Mitarbeiter, Presse méd. 297, 1947
Heim, F., Ärztl. Wschr. 326, 21/22, 1948
—, Klin. und Praxis, 12, 1946
Held, zit. bei Kornmüller
Helmholtz, zit. bei Kornmüller
Hening und Czerwensky, Dtsch. med. Wschr. 31, 32, 1944
Hening, N. und L. Norpoth, Arch. exper. Path. 224, 1932
Herzog, E., Klin. Wschr. 749, 1942
—, Klin. Wschr. 641, 1948
Herzog, E. und H. Sepúlveda, zit. bei E. Herzog
Hess, W. R., Schweiz. med. Wschr. 659, 25/26, 1947
—, Die funktionelle Organisation des vegetativen Nervensystems
Heymann, C. und Mitarbeiter, zit. bei Eichholtz
Hildebrand, G. und P. Marquardt, Med. Klin. 703, 22, 1950
Hirt, A., zit. bei E. Herzog
Hochrein, M., Der Myokardinfarkt. Dresden-Leipzig 1945
—, Med. Klin. 1105, 35, 1949
Hochrein, M. und J. Schleicher, Dtsch. med. Wschr. 161, 13/16, 1948
— —, Med. Klin. 129, 5, 1949
— —, Med. Wschr. 86, 3, 1949
Hoering, F. O., Klin. Wschr. 842, 53/54, 1947
Hoff, F., Unspez. Therapie. Berlin 1932
—, Behandlung innerer Krankheiten
—, Steuerungseinrichtungen des Organismus. Leipzig 1943

Hoff, H., Wien. med. Wschr. 455, 39/40, 1949
—, Acta Neuroveget. 123, 1/2, 1950
Holler, G., Acta Neuroveget. 145, 1/2, 1950
Holler, G. und J. Blöch, zit. bei Holler
Holtschmidt, J., Med. Klin. 299, 10, 1950
Holtz, P., Klin. Wschr. 65, 1946
—, Klin. Wschr. 64, 3/4, 1949
—, Klin. Wschr. 338, 1949
—, Klin. Wschr. 145, 1950
—, Klin. Wschr. 145, 9/10, 1950
Holtz, P. und G. Kroneberg, Klin. Wschr. 605, 1947
Holtz, P. und Mitarbeiter, Naunyn-Schmiedebergs Arch. 228, 1944/47
Hoppe, zit. bei Laubender
Hötzl, Acta Neuroveget. 317, 1950
Howell, Amer. J. Physiol. 1905/06
Hülse, W., Z. ges. inn. Med. 428, 13/14, 1948
Huneke, F., Krankheit und Heilung anders gesehen. Köln 1948
Jacobäus, zit. bei Sturm
Jagic, N., Klinik der Herzkrankheiten. Wien 1946
Jahn, D., Klinik und Praxis 12, 1946
—, Dtsch. med. Wschr. 229, 8, 1949
Jenning, H., Ärztl. Forsch. 346, 1944
John, H. J., Dtsch. Gesdh.wes. 308, 10, 1950
Jordan, P., Die Physik des 20. Jahrhunderts. Braunschweig 1949
Jordan, H., Z. ges. inn. Med. 655, 21/22, 1949
Jordan und Holtschmidt, zit. bei Holtschmidt J.
Jores, A., Klin. Wschr. 97, 1947
Kaden, W., Dtsch. Gesdh.wes. 738, 23, 1947
Kalbfleisch, H., Z. ges. inn. Med. 138, 5/6, 1947
—, Dtsch. Gesdh.wes. 372, 12, 1947
Kalk, H., Dtsch. med. Wschr. 20/1941
Karitzky, B., Z. ges. inn. Med. 555, 17/18, 1947
Karplus, J. P. und A. Kreidl, zit. bei H. Hoff
Katz und Jochim, Amer. J. Physiol. 395, 1939
— —, Arch. internat. Pharmacodynam. 399, 1938
Kauders, O., Vegetatives Nervensystem und Seele. Wien 1946
—, Wien. klin. Wschr. 642, 1947
Keegan, zit. bei Wawersik
Kehler, E., Med. Klin. 753, 1949
Keil und Rühling, zit. bei H. H. Meyer
Kienle, F., Das Belastungs-EKG und das Steh-EKG, besonders die Diagnose von Herz- und Kreislauffrühschäden. Leipzig 1946
Kleine-Natrop, H. E., Med. Klin. 370, 1949
Klotz, R., Dtsch. Gesdh.wes. 437, 14, 1947
—, Z. Geburtsh. 3, 1947
Köbcke, H., zit. bei Wawersik
Kochmann und Zorn, Z. exper. Path. u. Ther. 12, 529, 1913
Köhler und A. D. Fleckenstein, Arch. klin. Med. 530, 1942
Kohn, zit. bei Kornmüller
Kolle-Friedenwald, Bull. John Hopkins Hospital. 85, 174, 1949
Kölliker, zit. bei Kornmüller
Konjetzny, Erg. inn. Med. 37, 184, 1930
Kornmüller, A. E., Die Elemente der nervösen Tätigkeit. Stuttgart 1947
Krämer, W. und H. Sarre, Dtsch. med. Wschr. 69, 2, 1950
Kraucher, G. K., Wien. Z. inn. Med. 81, 2, 1947

Kraucher, G. K., Wien. med. Wschr. 211, 1948
—, Wien. med. Wschr. 516, 1948
—, Rass. di Neurologia Vegetat. 377, 1949
—, Der prakt. Arzt 43, 1950
Kraus, E. G., Med. Klin. 773, 1949
Kraus, F., Dtsch. med. Wschr. 8, 1920
—, Spez. Pathol. u. Ther. inn. Krankh. Bd. IV.
Kreitner, H. und M. Pantlitschko, Wien. Z. inn. Med. 160, 1949
Kretschmer, E., Körperbau und Charakter. Berlin 1931
Kroneberg und Mitarbeiter, Klin. Wschr. 353, 1950
Kuhlendal, H., Med. Mschr. 94, 2, 1950
—, Klin. Wschr. 544, 1950
—, Ärztl. Wschr. 281, 1950
Kunze, H., Z. Klin. Med. 277, 1940
—, Arch. Kreisl.forsch. 285, 1942
—, Z. ges. inn. Med. 361, 1949
—, Z. ges. inn. Med. 705, 1949
Kux, E., Dtsch. med. Wschr. 753, 1949
Kux, E. und R. Vetter, Dtsch. med. Wschr. 747, 1950
Laberke, A., Dtsch. med. Wschr. 550, 1949
Lampen, H., Ärztl. Wschr. 1040, 1947
—, Dtsch. med. Wschr. 536, 1949
Lampen, H. und Mitarbeiter, Z. Kreisl.forsch. 577, 1949
Landes, G. und H. Overkamp, Med. Klin. 611, 1948
Lange, F., Dtsch. med. Wschr. 204, 17/20. 1948
Langecker, zit. bei Laubender
Langley, J. N., J. Physiol. 237, 1901/02
Larrabee, M. G. und D. W. Bronk, zit. bei E. Herzog
Lasch, F., Arch. exper. Path. 110, 142, 1925
Lasch, F. und E. Moritz, Wien. Z. inn. Med. 296, 1950
Lassmann, G., Mikroskopie, 277, 1949
Laubender, W., Handb. d. exper. Pharmakol. 8. Erg.-Bd. 1939
Laubender und Monden, zit. bei Laubender
Lawrentjew, B. J., zit. bei E. Herzog
Lehmann, H., Wien. med. Wschr. 494 und 517, 1947
—, Wien. med. Wschr. 112, 1949
Leiguel-Lavastine, zit. nach Sigl
Leipert, Th., Acta Neuroveget. 51, 1950
Lemke, R., Dtsch. med. Wschr. 1557, 1949
Lériche, R. und R. Fontaine, J. Chir. 537, 1935
— —, Presse méd. 47, 1935
Leutke, H. J. und H. Kamieth, Dtsch. Gesdh.wes. 198, 1949
Liljestrand, G. und R. Magnus, Münch. med. Wschr. 551, 1919
— —, Pflügers Arch. 168, 1919
Loewi, O., Pflügers Arch. 239, 1921
Lübbers, P., Ärztl. Forsch. 147, 1947
Luisada, zit. bei A. Sturm
Maeda, zit. bei Laubender
Majer, E. H., Vortrag, gehalten auf dem vierten internat. Otologenkongreß in London 1949
Malten, H., Med. Klin. 613, 1948
Mandl, F., Wien. med. Wschr. 11, 1920
—, Zbl. Chir. 8, 1924
—, Die paravertebrale Injektion. Wien 1926

Mandl, F., Wien. Z. inn. Med. 101, 1948
—, Wien. med. Wschr. 100, 1950
—, Wien. med. Wschr. 643, 1950
Mandl, F. und H. Männchen, Wien. med. Wschr. 97, 1948
Markhoff, Schweiz. med. Wschr. 93, 5, 1950
Marton, R., Spitzer, N. und O. Steinbrocker, Anestesiology. 628, 1949
Mechelke und Meitner, Z. Kreisl.forsch. 268, 1949
Merkelbach, F. M., Med. Mschr. 743, 1949
—, Med. Mschr. 10, 1950
Meusert, W., Med. Klin. 1557, 1949
—, Med. Klin. 129, 1950
—, Med. Klin. 1265, 1950
—, Acta Neuroveget. 483, 1950
Meyer, H. H., Exper. Pharmakol. Berlin-Wien 1936
Meyer, J. E., Klin. Wschr. 372, 1947
Mies, H., Z. ges. inn. Med. 520, 1947
Miltzow, G., Dtsch. Gesdh.wes. 324, 1948
Mogilnitzky, Virchows Arch. 109, 1925
Mohnike, G., Z. ges. inn. Med. 409, 1947
Moncke, C., Dtsch. Gesdh.wes. 1337, 1949
Mordeja, J., Dtsch. Gesdh.wes. 370, 1948
Morgagni, J. B., De sedibus et causis morborum. Zit. bei Gräff
de Morsier, G., Acta Neuroveget. 114, 1950
Müller, F., Wien. Z. inn. Med. 205, 1948
Müller, L. R., Lebensnerven und Lebenstriebe. Berlin 1931
—, Dtsch. med. Wschr. 409, 1950
Müller, O., Die feinsten Blutgefäße des Menschen. Stuttgart 1939
Müller, W., Dtsch. Gesdh.wes. 689, 1947
—, Dtsch. Gesdh.wes. 207, 1948
v. Muralt, A., Die Signalübermittlung im Nerven. Basel 1945
—, Klimaphysiologische Untersuchungen in der Schweiz. I. Teil. Basel 1945
Muschaweck, R., Arch. exper. Path. u. Pharmakol. 279, 1950
v. Neergard, Dynamische Reaktionspathologie. Basel 1946
Niedner, F. F., Acta Neuroveget. 353, 1950
Nietsch, K., Med. Klin. 503, 1949
Nonidez, J. F., Amer. J. Anat. 259, 1935; 203, 1937; 361, 1939
Nonnenbruch, W., Med. Klin. 672, 16, 1947
—, Ärztl. Wschr. 1089, 1947
—, Schweiz. med. Wschr. 148, 1949
—, Med. Mschr. 87, 1950
Nordenfelt, O., Acta med. Scand. 119, 1941
Nothaas, R., Med. Klin. 184, 1947
Oberhoffer, G., Klin. Wschr. 561, 1950
Payot, Schweiz. med. Wschr. 1159, 1946
Peet, M. M. und E. M. Isberg, J. amer. med. Assoc. 467, 1946
Penfield, W. G., zit. bei H. Hoff
Pette, H., Med. Klin. 661, 1948
Pfeffer, K. H., Dtsch. med. Wschr. 633, 1950
Pigalew, Zbl. exper. Med. 617, 1932
Pipkorn, U., Z. ges. inn. Med. 16, 1948
Polzer, K. und W. Schober, Die vegetativen Anfälle des Herzens. Wien 1948
Preuss, zit. nach Rohkrämer
Pütz, L., Med. Mschr. 503, 1949

Raab, W., Arch. int. Med. 727, 1931
—, Ann. int. Med. 1981, 1941
—, J. clin. Endocrinol. 977, 1941
—, J. amer. med. Assoc. 249, 1945
—, Amer. Heart. J. 707, 1947
—, Wien. Z. inn. Med. 1, 1948
—, Arch. Kreisl.forsch. 39 und 63, 1949
—, Wien. Z. inn. Med. 257, 1949
Raab, W. und R. J. Humphreys, Amer. J. Physiol. 460, 1947
Ratschow, M., Z. Rheumaforsch. 175, 1942
—, Die peripheren Durchblutungsstörungen. Med. Praxis, Bd. 27, 1946. Dresden-Leipzig
Reinhardt, Zbl. allg. Path. u. path. Anat., Ergänzungsh. 222, 1937
Reiser, K. A., Z. Zellforsch. 761, 1932
Reiss, E., Acta Neuroveget. 40, 1950
Renz, Arch. exper. Path. 131, 357, 1928
Retzius, zit. bei Kornmüller
Ricker, G., Pathologie als Naturwissenschaft — Relationspathologie. 1924
—, Wissenschaftlich-theoret. Aufsätze f. Ärzte. Leipzig 1936
Riesser und Neuschloß, Arch. exper. Path. 91, 342, 1921
Ritter, U., Dtsch. Gesdh.wes. 813, 1949
Rössle, zit. bei G. Holler
Rohde, W., Dtsch. Gesdh.wes. 784, 1949
Rohkrämer, H., Z. ges. inn. Med. 532, 1948
Rokitansky, C., Hdb. d. path. Anat. 189, 1844
v. Roques, K. R., Med. Klin. 749, 1947
Rosenauer, F., Wien. med. Wschr. 123, 1950
Rostosky, O., Dtsch. Gesdh.wes. 261, 1950
Rothlin, E., Bull. schweiz. Akad. d. Wiss. Vol. I, Fasc. 3, 1945
—, Klin. Wschr. 576, 1949
Rouanet, G., Dtsch. Gesdh.wes. 730, 1947
—, Z. ges. inn. Med. 730, 1947
Sack, H., Med. Klin. 19, 1946
Sarre, H., Dtsch. med. Wschr. 50, 1948
Schaefer, H., Elektrophysiologie. Wien 1940
—, Klin. Wschr. 209, 1941
—, Z. ges. inn. Med. 449, 1947
Schaltenbrand, G., Dtsch. med. Wschr. 533, 1950
Schaufler, Ärztl. Seminarabend. Villach, 8. 7. 1949. Zit. bei Lasch
Scheid, P., Dtsch. Gesdh.wes. 280, 1950
Scheidt, W., Dtsch. med. Wschr. 80, 1950
Schellong, F., Regulationsprüfungen des Kreislaufes. Dresden-Leipzig 1938
Schenk, P., Med. Klin. 441, 1947
Schimert, G., Arch. exper. Path. u. Pharmak. 473, 1947
—, Med. Klin. 65, 1950
Schleich, C. L., Schmerzlose Operation. Berlin 1897
Schliephake, E., Dtsch. med. Wschr. 68, 1949
—, Wien. med. Wschr. 639, 1950
Schmitz, W. P., Med. Klin. 1298, 1950
Schneider, J., zit. bei Sigl
Schoeneich, P., Med. Klin. 763, 1949
Schoenemann, H., Dtsch. Gesdh.wes. 124, 1947
Schrader, R., Med. Mschr. 55, 1949
—, Med. Mschr. 580, 1949
Schradl, W., Klin. Wschr. 710, 1947

Schulemann, F., Klin. Wschr. 676, 1924
Schümmelfeder, N., Klin. Wschr. 405, 1947
Schwanz, G. und H. Schubothe, Klin. Wschr. 373, 1947
Sherrington, zit. bei H. H. Meyer
Shookhoff, Ch., Z. exper. Med. 110, 49, 1926
Siedeck, H., Z. klin. Med. 239, 1941
Siegmund, H., Klin. Wschr. 833, 1947
—, Dtsch. med. Wschr. 357, 1948
Sigl, A., Med. Mschr. 278, 1950
Simon, K., Klin. Wschr. 152, 1950
Slauck, A., Münch. med. Wschr. 881, 1937
—, Med. Welt 205, 1944
—, Med. Klin. 482, 1948
—, Schriftenreihe f. Ganzheitsmed. Kurs II, Bd. 11. 7. 1950
Soehring, K., Pharmazie. 319, 399, 1949
Sorgo, W., Wien. med. Wschr. 405, 1947
Spang, K., Dtsch. med. Wschr. 605, 1947
Speransky, A. D., A basis f. the Theory of medicine. New York 1943
Spiess, Münch. med. Wschr. 345, 1906
—, Klin. Wschr. 1933
Spühler, O., Schweiz. med. Wschr. 1295, 1946
—, Schweiz. med. Wschr. 28, 1947
Staemmler, M., Dtsch. med. Wschr. 1485, 49, 1949
State, D. und O. H. Wangenheim, J. amer. med. Assoc. 36, 1947
Stern, W., Über neurale Feinstrukturen in Ulkusmägen. Vortrag, gehalten i. d. Ges. z. Erforsch. d. veget. Systems. Wien, am 21. 2. 1950
Sternberg, Arch. exper. Path. 100, 112, 1923
v. Stockert, F. G., Med. Klin. 478, 1948
Stöhr, Ph., jun., Mikroskopische Anatomie des vegetativen Nervensystems. Berlin 1928
—, Ärztl. Wschr. 8, 1946
—, Dtsch. med. Wschr. 305, 1947
—, Z. Anat. 185, 1949
—, Acta Neuroveget. 74, 1950
Störk, zit. bei G. Holler
Strauch, F. W., Med. Mschr. 408, 1949
Strauss, E. B., Dtsch. med. Wschr. 161, 1950
Strotzka, H., Klin. Med. 305, 1949
Stübinger, H. G. und W. Busse, Dtsch. med. Wschr. 546, 1949
Sturm, A., Dtsch. klin. Med. 188, 1942
—, Ther. d. Gegenw. 5/6, 1943
—, Dtsch. Gesdh.wes. 19, 1946
—, Dtsch. med. Wschr. 202, 1946 und 255, 1946
—, Klin. u. Prax. 33, 1946
—, Z. ges. inn. Med. 698, 1947
—, Klin. Wschr. 385, 1947
—, Die klinische Pathologie der Lunge. Stuttgart 1948
—, Ärztl. Wschr. 353, 1948
—, Dtsch. med. Wschr. 158, 1948 und 211, 1948
—, Dtsch. med. Wschr. 589, 1948
—, Med. Klin. 1281, 1949
—, Wien. med. Wschr. 191, 1950
Sunder-Plassmann, P., Dtsch. med. Wschr. 25/28, 1946
—, Dtsch. med. Wschr. 17/20, 1948
Suttermeister, H., Med. Mschr. 653 und 824, 1949

Taepper, R., Ärztl. Wschr. 385, 1948
Tainter, Dock und Brown. Arch. internat. Pharmacodynam. 35, 102, 1928.
Taubmann und Jung, Klin. Wschr. 2209, 1930
Tönnis, W., Dtsch. med. Wschr. 583, 1948
Trautmann, H., Med. Klin. 422, 1948
Trautmann, J., Z. ges. inn. Med. 296, 1949
Undeutsch, W., Dtsch. Gesdh.wes. 1335, 1949
Valdecasas und Casellas Boix, Schweiz. med. Wschr. 433, 19, 1949
Vanhaecke, Bréton und Guidoux, Presse méd. 339, 24, 1943
Veil, W. H. und A. Sturm, Pathologie des Stammhirnes. Jena 1946
Vérzar, Pflügers Arch. 322, 1933
Vieten, H., Med. Klin. 412, 1949
Villiger-Ludwig, Gehirn und Rückenmark. Basel 1946
— —, Die periphere Innervation. Basel 1946
Voelkel, A., Z. ges. inn. Med. 700, 1949
Vogel, G., Z. ges. inn. Med. 606, 1948
—, Z. ges. inn. Med. 493, 1949
Vogt, A., Dtsch. med. Wschr. 349, 1950
Wackerbauer, A., Med. Klin. 770, 1947
Wagner, Arch. exper. Path. 109, 641, 1925
Wagner, R., Klin. Wschr. 527, 1950
Wagner, S., Med. Klin. 649, 21, 1950
—, Dtsch. med. Wschr. 129, 4, 1950
Waldeyer, zit. bei Kornmüller
Wanke, R., Wien. med. Wschr. 196, 1950
Warembourg, Fondant und Michél, Progr. méd. 243, 13, 1944
Warembourg und Mitarbeiter. Presse méd. 36, 1947
Watari und Ochi, zit. bei H. H. Meyer
Wawersik, F., Med. Klin. 623, 1947
Wohner, G., Dtsch. Gesdh.wes. 190, 1947
Weissbecker, L., Med. Mschr. 341, 1948
Wetterer, zit. bei Vieten
Wetzler, K. und A. Böger, Arch. exper. Path. u. Pharmak. 187, 65, 1937
— —, Erg. Physiol. 41, 292, 1939
Wiemann, zit. bei Laubender
Wigand, H., Dtsch. med. Wschr. 200, 17/20, 1948
Wilder, Klin. Wschr. 1889, 1931
—, Z. ges. Neurol. u. Psych. 317, 1931
Wilhelmi, G., Schweiz. med. Wschr. 577, 1949
Winkler, W. und W. Froeschlin, Klin. Wschr. 617, 1950
Wischnjewsky, A. S., Zbl. Chir. 735, 1935
Woerner, H., Dtsch. Gesdh.wes. 586, 1949
Wolff, B., Med. Klin. 525, 1950
Wuhrmann, F. und Ch. Wunderly, Schweiz. med. Wschr. 1127, 1945
Wuhrmann, F., Wunderly, Ch. und F. Hugentobler, Dtsch. med. Wschr. 481, 1949
Zetkin, M., Dtsch. Gesdh.wes. 305, 10, 1947
Zipf, H. F., Klin. Wschr. 593, 1950
—, Klin. Wschr. 643, 1949